DE LA
SCLÉRODERMIE

PAR

Le Dr Paul HORTELOUP

Ancien interne des hôpitaux,
Membre de la Société anatomique.

AF503297

PARIS

P. ASSELIN, SUCCESSEUR DE BÉCHET J^{NE} ET LABÉ,

LIBRAIRE DE LA FACULTÉ DE MÉDECINE,

Place de l'École-de-Médecine.

1865

DE LA
SCLÉRODERMIE

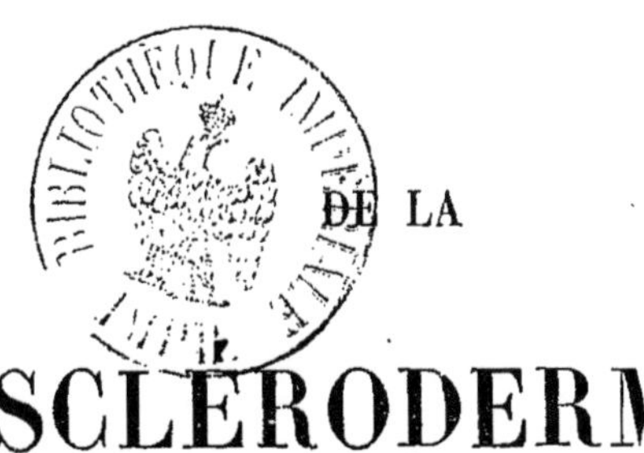

Td 129
32

Paris. — A. Parent, imprimeur de la Faculté de Médecine, rue Monsieur-le-Prince, 31.

DE LA

SCLÉRODERMIE

PAR

DÉPÔT LÉGAL
Seine
N° 1332
1865

Le Dr Paul HORTELOUP

Ancien interne des hôpitaux,
Membre de la Société anatomique.

BIBLIOTHÈQUE IMPÉRIALE

PARIS

P. ASSELIN, SUCCESSEUR DE BÉCHET J^{NE} ET LABE,

LIBRAIRE DE LA FACULTÉ DE MÉDECINE,

Place de l'École-de-Médecine.

1865

DE LA

SCLÉRODERMIE

En 1845, Thirial publia un long article intitulé *Sclérème chez les adultes, comparé à celui des nouveau-nés;* dans ce mémoire très-bien fait, Thirial appelait l'attention des médecins sur deux faits de sclérème, qu'il avait pu étudier, le premier sur une jeune fille de 21 ans, le second sur une jeune fille de 15 ans. En faisant connaître ces deux faits fort curieux, ce médecin distingué avait surtout l'intention de prouver que le sclérème des nouveau-nés n'était pas un œdème véritable, comme le croyaient certains auteurs, et entre autres Valleix et Billard, mais que cet épanchement séreux, que l'on avait observé dans quelques cas, ne tenait qu'à l'état de faiblesse du petit sujet, et que, pour avoir une preuve encore plus certaine de cette assertion, il suffisait d'observer le sclérème chez les adultes.

Pour Thirial le sclérème chez le nouveau-né est une maladie complexe, ayant deux éléments principaux; le premier, endurcissement *sui generis* de l'enveloppe cutanée, et le second, état asphyxique congestif. — Lorsque le sclérème se présente seulement avec le premier élément, c'est une forme lement avec le premier élément, c'est une forme

1

bénigne ; lorsqu'il se présente avec les deux, c'est la forme compliquée ou grave.

Dans les deux observations que Thirial publiait sur le sclérème chez l'adulte, il n'avait pas trouvé d'état général grave, il n'avait trouvé pour toute lésion que l'endurcissement de la peau, aussi pouvait il tirer la conclusion « que le sclérème devait être étudié sous deux formes distinctes : 1° la forme compliquée ou grave chez le nouveau-né ; 2° la forme simple ou bénigne chez l'adulte. »

Thirial avait observé ces faits de sclérème, dans le service de M. le professeur Trousseau, et en lisant le mémoire sur le sclérème des adultes, on voit que M. Trousseau n'avait nullement rapproché l s malades qu'il avait sous les yeux des nouveau nés atteints de sclérème ; il trouvait chez ces femmes un fait rare, qui ne rentrait dans aucune maladie connue, mais qui s'éloignait complétement du sclérème des nouveau nés. Il en fut de même, je crois, pour la plupart des médecins qui observèrent la première jeune fille atteinte de cette induration cutanée ; et, lorsque Thirial publia ces deux observations, ce n'était pas une maladie nouvelle qu'il croyait décrire, mais simplement une maladie qui n'avait pas encore été observée à l'âge adulte, et un n émoire ayant surtout le grand avantage de pouvoir appuyer l'opinion de ce médecin dans la discussion sur la nature du sclérème des nouveau-nés.

Écrit dans cette pensée, le mémoire de Thirial ne

pouvait pas avoir une grande portée ; aussi, lorsqu'il parut, en 1845, ne rappela-t-il à personne des
faits antérieurs, et ne fut-il regardé par aucun
médecin comme une nouvelle entité morbide. —
Malgré cette critique, les deux observations de
Thirial, fort bien prises, doivent être placées en tête
des faits de la maladie dont nous voulons donner
l'histoire détaillée.

OBSERVATION I.

Jeune fille âgée de 21 ans, domestique, salle Saint-Bernard,
Hôtel-Dieu, cheveux bruns, petite taille, embonpoint médio-
cre, entrée le 27 novembre 1833.

Il y a cinq mois, suppression de règles sans cause ; après,
maux d'estomac, guéris par la méthode antiphlogistique, puis
toux fatigante soignée et guérie à l'Hôtel-Dieu.

Il y a quinze jours, roideur du cou ; en trois jours la roideur a gagné toute la moitié supérieure du corps.

A son entrée, on constate l'état suivant :

Induration depuis le front jusqu'à l'extrémité du sternum
depuis la nuque jusqu'à la base de la cage thoracique.

Cette induration rigide sous le doigt rappelle un cadavre
congelé. Température normale.

Impossibilité de pincer la peau qui a perdu tous ses plis.

A la face, même roideur, traits effacés, lèvres immobiles,
physionomie immobile. La malade articule avec peine quelques mots.

Cette dureté du tronc existe également à la face externe
des bras et des avant-bras.

Liberté des mains.

La peau est décolorée, très-pâle ; aussi croit-on voir une
statue de cire.

On ne fit aucun examen du cœur ou des artères.

La sensibilité des parties malades est normale.

Pas de fièvre. Appétit normal.

Un peu de céphalalgie, petite toux nerveuse. La percussion ne décèle rien dans la poitrine. Traitement sudorifique par les bains de vapeurs. Sortie après dix-sept jours sans amélioration.

OBSERVATION II.

Marie T....., 15 ans, repasseuse, entrée à l'hôpital Necker le 4 avril 1844, réglée à 14 ans; bonne santé.

Cheveux châtains, visage coloré, frais.

Il y a trois mois, au premier jour de ses règles, elle lave du linge à l'eau froide, suppression des règles.

De suite, après ce refroidissement et cette suppression, gêne et roideur dans le cou, elle crut à un torticolis.

Cette roideur augmenta, mais sans douleur, et la malade continua à travailler pendant un mois.

Mais elle s'aperçut que la roideur avait envahi les bras; après plusieurs traitements sans résultat, elle entre à Necker.

La première chose qui attire les yeux, c'est la tension de la partie antérieure du cou, du dos et de la nuque.

On ne peut la pincer, plis et sillons effacés.

La flexion, l'extension, la rotation de la tête sont presque impossibles; on dirait un carcan.

La peau paraît adhérente à la partie sous-jacente; aussi les mouvements du larynx paraissent bridés par la peau.

Les paupières dures ne peuvent plus s'abaisser.

Lèvres résistantes ne peuvent être pincées.

Langue dure, ne peut se remuer ni la replier, la malade la compare à un morceau de bois, qu'elle a peur de voir casser.

Traits de la face effacés, on dirait que le rire a été arrêté; aussi ressemble-t-il à une grimace.

Sauf les deux yeux qui sont intelligents, la figure est nulle.

Seins durs comme de la pierre.

Cette rigidité descend jusqu'à l'épigastre. l'abdomen est tendu, et on retrouve cette tension jusqu'aux fesses.

Aux membres supérieurs, l'induration procède de haut en bas, existe à son maximum d'intensité aux bras, surtout à la face *externe*. Moindre aux avant-bras, quoique encore très-notable, et s'arrête brusquement aux poignets; aussi les mains et les doigts sont-ils intacts.

La peau, dans toutes les parties malades, n'est ni gonflée, ni tuméfiée. Pas d'œdème, pas d'impression des doigts.

La sensibilité et la perspirabilité sont tout à fait normales.

Aucune tache, pas d'éruption, pas de coloration anormale. Température normale.

Cependant on peut no'er une légère teinte érythémateuse à la partie antérieure et postérieure du cou et à la nuque. Appétit bon, rien au cœur, aux artères; rien dans la poitrine.

Pendant douze jours, bains de vapeurs; la rigidité s'est un peu accrue.

18 avril. Bains de sublimé (8 grammes), sans bénéfice.

Le 25. Rien dans les urines. Un peu de céphalalgie, saignée de 12 onces; le lendemain, la peau paraît un peu moins tendue. Bains alcalins qui sont continués jusqu'au 20 juin. La peau cependant paraît un peu moins dure, surtout aux bras et aux avant-bras.

Du 20 juin au 8 juillet. Traitement hydrothérapique, bains froids.

Le 8 juillet, les règles arrivent, durent un jour, la peau est un peu moins dure au cou. L'érythème a disparu.

Du 8 juillet au 10 septembre, la malade est soumise à un traitement emménagogue, mais sans résultat, et enfin elle sort. le 10 septembre, après six mois de traitement, sans une grande amélioration.

Après la sortie de l'hôpital, les règles revinrent au mois d'octobre, et ensuite tous les mois. A partir de ce retour, l'amélioration se fit remarquer, et la lésion morbide a disparu complétement.

Ce qui prouve encore combien le mémoire de Thirial avait fait peu de sensation, c'est que deux ans à peine après sa publication, le 29 avril 1847, M. Grisolle publiait, dans la *Gazette des hôpitaux*, l'observation suivante :

OBSERVATION III.

Femme B....., 50 ans, née à Paris, entrée le 11 février 1847. Père et mère morts très-âgés, aucun antécédent.

Réglée à 14 ans jusqu'à 48 ans. Neuf enfants, dont quatre vivants.

Elle a eu une fièvre bilieuse et deux érysipèles de la face; le dernier, il y a quatorze ans; il n'a duré que huit jours.

L'époque critique a été traversée sans accidents.

Il y a cinq ans que cette femme a vu son embonpoint diminuer; depuis un an, amaigrissement considérable.

La maladie a débuté, il y a dix-huit mois ou deux ans, par le pli du bras droit, dont la peau, fortement tendue, a d'abord gêné légèrement les mouvements d'extension de l'avant-bras sur le bras.

Plus tard la tension de la peau se propagea lentement le long de la face externe du membre supérieur droit. Les doigts tendus et enflés depuis six mois.

Les mêmes accidents se sont produits au membre supérieur gauche.

La figure a été envahie il y a trois mois. Depuis deux mois la poitrine, à la partie supérieure, est prise; enfin, il y a quinze jours, le cou-de-pied est légèrement tendu.

État actuel. — A la figure, peau tendue, lisse, coloration rouge foncée, plis et rides moins prononcés. Le rire est gêné.

Les parties antérieures et latérales du cou, la moitié supérieure de la poitrine sont tendues, mais sans aucune coloration. Les mouvements du cou sont peu libres. La flexion de la tête est facile, mais l'extension et les mouvements de latéralité sont très-gênés.

La tension cutanée est à son maximum de développement à la face antérieure des deux membres supérieurs.

L'extension de l'avant-bras sur le bras est impossible, elle est empêchée par la peau qui ne prête pas. Le bras et l'avant-bras forment un angle de 130 à 140 degrés. C'est au pli du bras que la tension est à son maximum.

La peau y est d'un rouge brun, bigarrée de quelques lignes blanches longitudinales.

La peau est très-tendue sur les deux faces de la main, mais elle l'est à un degré bien plus considérable aux doigts.

La pronation de l'avant-bras est facile, supination impossible.

Mouvements de l'épaule un peu gênés, surtout l'abducteur.

Extension des poignets très-limitée. Flexion incomplète. Aux doigts, mouvements encore plus restreints.

Sur toute la surface du corps la peau est légèrement tendue, particulièrement au ventre qui, au lieu d'être mou et flasque, est ferme, lisse.

La sensibilité, l'inhalation, la température, la coloration, sont normales.

La malade affirme n'avoir jamais eu de syphilis.

La femme B..... est sortie le 20 mars non guérie, mais sensiblement améliorée. Pendant trois semaines, on fit prendre un bain alcalin tous les deux jours, et 1 gramme d'iodure de potassium par jour.

Cette observation, qui peut être regardée comme exposant un type de sclérème, fut publiée sous le titre de cas rare de la maladie de la peau. Cette dénomination est la preuve que M. Grisolle ne rangeait l'histoire de sa malade dans la classe d'aucune maladie connue, et qu'il n'avait nullement rapproché son observation de celles publiées précédemment; aussi devons-nous croire que ce savant médecin n'avait pas eu connaissance du mémoire de Thirial, car il eût vu sans aucun doute la similitude de son observation et de celles publiées deux ans auparavant.

L'article de la *Gazette des hôpitaux* servit à rappeler à Forget, de Strasbourg, un fait complétement analogue et qui dormait depuis dix ans dans ses notes. — La feuille rédigée, au moment où la malade fut observée, portait comme désignation : « Singulière maladie de la peau qui est dure, jaunâtre, résistante, tendue, comme tanée, » et donnait les renseignements suivants :

OBSERVATION IV.

Femme B....., 33 ans, entre à l'hôpital le 18 janvier 1837.

Elle a, en général, joui d'une bonne santé; mais, il y a quelques années, elle souffrit de rhumatismes ; gonflement de plusieurs articulations; les poignets portent encore les traces des sangsues et des ventouses.

État actuel. — Les deux poignets sont roides, comme aukylosés ; même roideur aux articulations tibio-tarsiennes, moins prononcée aux genoux et aux coudes. Mais cette roideur tient plus à la peau qu'à l'articulation.

La peau est dure, tendue, lisse, brunâtre, semblable à un tissu de cicatrice. Ce même aspect se présente à peu près à tout le corps.

La face paraît tannée, momifiée, elle rappelle les têtes desséchées que l'on trouve dans les pays méridionaux.

La physionomie est tout à fait immobile à cause de la tension des téguments.

Le cou est parcheminé et gêne les mouvements de la tête.

Le haut de la poitrine, en avant et en arrière, offre une résistance unie, sans dépressions et saillies.

Abdomen aplati, lisse, résistant; la peau paraît devenue trop étroite pour recouvrir le corps.

Aucune observation sur la sensibilité, la température, la perspiration, la circulation sous-cutanée.

La maigreur, très-prononcée, paraît due à la compression mécanique de la peau sur les tissus sous-jacents.

Du reste, bonne santé, digestions régulières, respiration normale un peu rude; pouls serré, petit, non fréquent.

Intelligence nette, un peu lente.

Menstruation très-régulière.

Pas de gêne dans les articulations, et cependant le resserrement de la peau empêche la locomotion.

Traitement. — Bains tièdes, émollients, gélatineux, généraux, locaux, liniments huileux, sédatifs sur les articulations. Onctions mercurielles prolongées jusqu'à salivation.

Bains de vapeurs.

Ennuyée de tous ces traitements, la malade sort le 18 mars sans avoir obtenu aucune amélioration.

M. Forget s'empressa de comparer l'histoire de sa malade avec celle de M. Grisolle. Il vit de suite que ces deux observations ne pouvaient nullement se rapporter à une maladie déjà connue, et qu'il avait affaire à une maladie toute nouvelle que l'on pouvait essayer d'esquisser.

Forget reconnut avec raison que la peau était seule malade, et, ne pouvant expliquer cette induration que par un léger travail phlegmasique, il plaça le siége de cette affection dans le chorion et lui donna le nom de *chorionitis*, inflammation du chorion, ou celui de *sclérosténose cutanée*, mot formé de deux mots grecs, σκληρὸς et στενὸς, exprimant la dureté et l'étroitesse de l'enveloppe cutanée.

Dans un début pompeux, Forget parlait de la découverte d'une maladie nouvelle, comme du fait le plus important dans l'évolution des sciences médicales, et pouvant suffir à immortaliser le nom de son inventeur. Nous doutons fort que la postérité accorde à l'inventeur de la sclérodermie la gloire dont elle entoure les noms de J. Hunter, de Bright et de Jenner (1).

Cependant nous devons reconnaître que Forget a rendu un grand service, puisqu'il a appelé d'une manière décisive l'attention des médecins sur cette nouvelle maladie, et que son mémoire a été le point de départ d'un grand nombre de recherches fort intéressantes.

Forget, dans son désir de créer une maladie nouvelle, généralisa les deux faits qu'il avait recueillis; mais il le fit avec assez de modération et laissa un peu de vague dans sa description; tout en croyant pouvoir placer le siége de sa nouvelle maladie dans la peau, et l'expliquer par un léger travail phlegmasique de cette membrane, il s'étonnait à juste titre de ne pas voir le malade éprouver plus d'accidents avec la lésion d'un organe aussi important que la peau. Cependant il signalait l'amaigrissement des malades indiquées dans ses deux observations et posait la question à savoir si l'amaigrissement du sujet tenait à la simple compression mécanique opérée sur la peau, ou à une atteinte portée à la nutrition générale; nous verrons plus loin ce que nous devons penser.

Pour l'étiologie, Forget signalait déjà le rhumatisme, mais il croyait plutôt à une simple cause occasionnelle, et ne supposait nullement la cause efficiente.

(1) *Revue médico-chirurg.*, t II, p 16; 1847.

Lorsque parut le mémoire du professeur de Strasbourg, Thirial, reconnaissant que ces deux observations de sclérème n'étaient que du chorionitis, s'empressa de réclamer sinon la découverte de la maladie (1), au moins la priorité de la description. — La similitude des quatre observations était telle, qu'un des abonnés de la *Revue médico-chirurgicale*, avant la réclamation de Thirial, s'empressa d'écrire une lettre au rédacteur pour lui faire cette remarque. Nous ne reviendrons pas sur ce que nous avons dit en commençant cette monographie, et nous ne chercherons pas à trouver dans le premier mémoire de Thirial si l'on doit lui attribuer la découverte du chorionitis; pour nous, il est certain que Thirial n'avait vu chez ses deux malades qu'une maladie se présentant à un âge plus avancé qu'on ne l'observait habituellement.

La forme donnée par Forget à son mémoire, l'importance qu'il cherchait à donner à sa nouvelle maladie, devaient forcément attirer l'attention du corps médical et solliciter de nouvelles recherches. Quatre mois à peine étaient écoulés que M. Gintrac, de Bordeaux (2), publiait une note sur la sclérodermie.

Le nouveau nom introduit par M. Gintrac dans le langage médical a le grand avantage de ne vouloir préciser en quoi que ce soit la nature de la

(1) *L'Union médicale*, 1847.
(2) Note sur la *sclérodermie* (*Revue médico-chirurg.*, novembre 1847; *Journal de méd. de Bordeaux*, septembre 1847).

maladie; il indique seulement que la peau, le derme est dur; il n'a pas l'inconvénient de faire croire à un travail inflammatoire, comme le mot chorionitis, ou à faire voir, dans la maladie observée chez les adultes, la même affection que chez les nouveau-nés, si on lui donne le nom de sclérème. Ce sont ces raisons qui nous ont engagé à prendre pour titre de notre travail le mot de *sclérodermie*.

M. Gintrac venait apporter les quatre observations suivantes qu'il avait pu retrouver en se livrant à des recherches bibliographiques. Sur ces quatre observations, deux sont tout à fait incomplètes, ce sont celles de Diemerbroeck et de Zacutus Lusitanus. Les deux autres, de Fantonetti et de Curzio, furent publiées, la première en janvier 1837, dans les *Annali universali* d'Omodée (1), la seconde en 1752 à Naples et en 1755 à Paris, dans une lettre adressée par l'abbé Nollet, sous le titre : *Dissertation anatomique et pratique sur une maladie de la peau d'une espèce fort rare et fort singulière.* Lorsque ce fait se présenta à Naples, il excita à un tel point la curiosité, que toute la cour voulut voir la jeune fille atteinte de cette affection.

OBSERVATION V.

Diemerbroeck fut consulté par une femme qui pouvait encore un peu mouvoir ses membres, mais dont la peau était partout roide et tendue comme la peau d'un tambour, le tégument était un peu froid et insensible, de telle sorte que,

(1) Elle a été traduite dans la *Presse médicale de Paris,* p. 360.

piqué ou brûlé, il ne faisait éprouver aucune douleur ; mais si l'aiguille pénétrait plus profondément et allait jusqu'aux muscles, la douleur se faisait sentir.

OBSERVATION VI.

Zacutus Lusitanus rapporte avoir vu une femme qui était affectée d'obstructions squirrheuses des viscères, et qui fut subitement prise d'un endurcissement de toute la peau, laquelle prit, par sa dureté, par son épaisseur, l'aspect d'un cuir de bœuf ou d'une écorce d'arbre. Cette femme était contrainte de rester au lit, ne pouvant remuer ni pied ni main. Elle avait le visage tuméfié. Par l'emploi des sudorifiques, sa peau devint plus souple ; des fonticules placées aux cuisses, un régime atténuant, parvinrent à la guérir.

OBSERVATION VII (Observation de Fantonetti).

Antonia Alexandri, 30 ans, paysanne, mariée, entre à l'hôpital de Pavie le 7 juillet 1831.

Dans sa jeunesse, légère attaque de rhumatisme avant son mariage ; après son mariage, scarlatine, convalescence longue, et pendant son cours, il y eut sur la peau des taches érythémateuses assez prononcées, puis il survint deux avortements, deux accouchements : après le dernier, survint de l'œdème, qui s'acompagna de larges et douloureuses pustules sur le dos, les cuisses, la poitrine.

Tous ces accidents cessèrent, et la malade put au printemps suivant reprendre ses travaux, mais la peau devint dure et brune, et la malade fut obligée de garder le lit.

A son entrée, peau brune, tendue, dure partout, excepté à la face et autour des mamelons. Pas de lait dans les mamelles, l'auréole fait saillie autour du mamelon.

Les doigts, les orteils, les articulations des bras, les poignets, les genoux, ne pouvaient presque pas se mouvoir. Il est difficile de piquer la peau ; une fois piquée, le sang sort par la piqûre. Sensibilité et température intactes.

Tension de la peau très-pénible.

Langue chargée, bouche amère, constipation, urine rare, respiration libre, parler naturel.

Taches blanches sur la peau.

On administra des bains, dans lesquels on versait de la décoction de ciguë, ainsi que quelques purgatifs ; la peau s'assouplit, la cuisse droite resta dure comme du bois ; on ajouta des frictions mercurielles, et le 30 juillet, la malade put reprendre ses travaux ; trois mois après, la guérison était complète, sauf à la cuisse droite.

OBSERVATION VIII (Observation du Dr Curzio).

Galierie P... ., fille d'un cordonnier, 17 ans, constitution robuste, offrait un resserrement extrême et une dureté de toute la peau, de façon que ses membres avaient beaucoup de peine à exécuter leurs mouvements.

La peau était dure comme du bois, ou plutôt comme du cuir séché et durci.

Le cou et le front étaient particulièrement durs.

Les paupières ne pouvaient être entièrement élevées ou abaissées ; les lèvres et la langue sont gênées d'une façon très-notable ; la langue était si dure et si rétrécie, qu'elle ne pouvait se dilater et se porter en avant ; elle est cylindrique, la déglutition et la prononciation sont très-gênées.

Le long de la ligne blanche, dureté dans une étendue de 4 centimètres.

L'action des muscles était libre, la difficulté venait seulement de la dureté et de la tension des téguments.

L'abaissement de la mâchoire n'était pas empêché par l'absence des digastriques, mais bien par le resserrement de la peau des lèvres. La bouche s'ouvrait difficilement en entier.

La peau était moins chaude que dans l'état naturel ; lorsqu'on la pressait avec l'ongle ou une épingle, on faisait beaucoup de mal à la malade.

Pouls profond, régulier. Respiration libre. Digestions bonnes ; cependant après le repas légère oppression, un peu de resserrement au bas-ventre, selles naturelles, urine abondante et fort salée (Curzio).

Pas de sueur, même avec de l'exercice. Sommeil tranquille.

La maladie avait débuté par le col et s'était étendue au visage; aucune cause morale au physique n'avait paru la pro luire.

La menstruation n'était pas encore établie.

Bains d'eau douce (nuls), bains de vapeurs (bon effet), mercure cru avec de la casse forte, saignée du pied; la lancette se courbait; mais enfin la veine fut ouverte.

La malade guérit après plus de quatre mois; elle conserva un peu de roideur au poignet et à la main.

A l'époque où M. Gintrac fit paraître, dans le journal de Bordeaux, sa note bibliographique, M. le Dr Putégnat, de Lunéville, publiait l'observat'on suivante.

OBSERVATION IX.

D....., âgé de 65 ans, marié à 35 ans, père de dix enfants, dont un seul vit encore; taille ordinaire, autrefois charpentier. Depuis onze ans, il habite un rez-de-chaussée assez humide, au-dessous d'un cellier, et n'ayant pas d'autre ouverture que la porte placée non loin de son lit.

Jamais de syphilis. A 14 ans, fièvre intermittente. A 16 ans, gale. A 6 ans, il a eu des abcès au cou, dont il porte les traces.

Il a perdu un œil de très-bonne heure, et probablement par une cause scrofuleuse.

En 1841, il fit une chute sur l'épaule droite, à la suite de laquelle il conserva une douleur rhumatismale dans l'épaule.

Le 8 juin, lassitude générale, subite, et douleurs lancinantes dans les bras.

Le 27 juillet, voici son état : intelligence intacte, gaieté naturelle, langue sans enduit ni rougeur, appétit et saveur conservés, selles tous les deux jours, point de transpiration cutanée, pouls à 81, dur, tendu, vibrant.

Légère hypertrophie excentrique du ventricule gauche.

Toux naturelle, respiration pure, sans râle.

Le malade, couché sur le dos, ne peut se retourner que très-difficilement.

Les dix doigts tuméfiés, à demi fléchis, presque immobiles; mouvements des poignets très-faibles, des coudes très-bornés. La pronation et la supination impossibles; mouvements des épaules peu libres. Les dix orteils tuméfiés, ainsi que les articulations tibio-tarsiennes; flexion et extension des jambes incomplètes; pieds œdémateux.

Le malade, autrefois très-gras, a beaucoup maigri, malgré un régime très-abondant.

Peau roide, tendue, sèche, brunâtre, comme tannée, imitant la basane noircie et durcie par la pluie et un long séjour à l'air libre, semble vouloir se casser sous les doigts qui la pincent et la tordent.

Elle est parsemée de légères crevasses, suite de déchirures.

Malgré son épaississement et son état parcheminé, la peau conserve la sensibilité et la chaleur.

Traits du visage mobiles; peau du ventre moins altérée que celle des mains et des pieds, mais plus que celle du thorax et des lombes, semble tendue, quoique les intestins ne le soient ni par les gaz ni par les matières.

Le maximum de tension existe aux doigts et diminue jusqu'aux avant-bras.

Les membres inférieurs sont moins altérés.

L'extension complète des doigts, des poignets, des avant-bras est impossible ainsi que celle des jambes.

La tête est mobile, mais la flexion et l'extension sont gênées.

Cette observation, publiée à Bruxelles (1), parut à Paris dans la *Revue médico-chirurgicale*. Elle avait le grand intérêt d'être prise sur un homme, tandis que tous les autres faits, observés jusqu'alors, avaient eu pour sujet des femmes. Mais l'observation de M. Putégnat était restée incomplète, comme

(1) *Journal de méd. et de chirurg.*, publié par la Société des sciences médicales et naturelles de Bruxelles, t. V, p. 789, octobre 1847.

le grand nombre des faits que nous possédons sur ce sujet : les conditions dans lesquelles M. Putégnat avait étudié son malade nous avaient fait penser qu'il nous serait possible de connaître la terminaison de cette observation. Nous n'avons pas été trompé dans notre espérance ; M. Putégnat s'est empressé de répondre à notre lettre, que son malade avait succombé dans le marasme trois mois après le jour où il l'avait examiné.

M. Bouchut put observer un autre homme atteint de sclérodermie ; il fit paraître ce fait sous le titre de *Sclérème sur les adultes*.

OBSERVATION X.

Louis C....., âgé de 32 ans, peintre en bâtiments, est venu, le 25 août 1847, réclamer mes conseils pour la maladie que je vais décrire.

Ce jeune homme, employé dans l'administration des voitures dites Messageries impériales, s'est donné beaucoup de peine lors d'un incendie, qui éclata près de son atelier le 22 juin, c'est-à-dire il y a plus de trois mois. Il était couvert de sueur, et il alla se reposer cherchant la fraîcheur dans un corridor ouvert à tous les vents.

Il y est resté plusieurs heures, et il est ensuite parti reprendre son travail. Le lendemain il se sentit gêné dans ses mouvements ; il croyait être gonflé. Cependant il n'était pas malade et il put encore travailler. Cette gêne augmenta, sa peau durcit rapidement, et au bout de quatre jours il avait la partie supérieure du corps complétement dure. Voici ce qu'il raconte :

Quatre jours après l'invasion des accidents, obligé d'interrompre son travail à cause de la roideur des mouvements de la tête, des bras et du tronc, il était fort surpris de l'endurcissement de sa peau, et il l'examina avec une grande attention.

Elle était blanche, sans aucune tache ni marbrure colorée. Elle n'était le siége d'aucun picotement, d'aucune cuisson, d'aucun sentiment de douleur. Elle était ainsi sur tout le visage, le cou, les bras, le tronc et les bourses. L'induration s'arrêtait à la naissance des membres pelviens. Elle était très-considérable; sa dureté était comparable à celle du marbre. Les mouvements étaient presque abolis dans toute la partie supérieure du corps. Les mâchoires, à peu près immobiles, ne pouvaient broyer les aliments solides. La tête, fixée solidement sur les deux épaules, n'était susceptible d'aucun mouvement de rotation. Les bras étaient à demi ankylosés, tant dans l'articulation scapulo-humérale que dans l'articulation du coude, du poignet et des doigts. Les mouvements étaient impossibles, en raison de la roideur de la peau, douloureux dans l'effort nécessaire à vaincre cette impossibilité; mais ces parties n'étaient point douloureuses à la pression. L'induration cutanée s'étendait au scrotum et à la verge; aussi, la nuit, l'érection du pénis était-elle également douloureuse.

Les sens restèrent intacts, la sensibilité cutanée parfaite, et la perspiration de la peau abondante dans cette première période de la maladie.

L'appétit était conservé, la digestion parfaite; il n'y eut pas de réaction fébrile, en un mot l'état général ne fut pas troublé.

Il y a trois mois de cela, et depuis cet homme a été purgé à deux reprises; il a eu un vésicatoire à la nuque, et on lui a fait des frictions excitantes sur la peau. Ces moyens ont amené une assez notable amélioration, et aujourd'hui voici l'état dans lequel se trouve le malade:

L'endurcissement du tissu cellulaire et de la peau existe encore, mais à un moindre degré, sur toute la partie supérieure du corps. La tête, le front, les joues, le menton et le cou, sont très-durs; les paupières et les lèvres ont à peu près leur souplesse naturelle; la mâchoire peut encore à peine se mouvoir; les mouvements du cou sont tout à fait impossibles.

La peau du thorax est dure, comme celle d'un cadavre gelé ;
il en est de même de l'abdomen et des bras jusqu'au poignet.
La peau des mains et des doigts a repris sa souplesse, et les
mouvements faciles de ces parties sont très-limités dans l'é-
paule et sur le tronc.

L'endurcissement s'arrête aux membres pelviens ; cependant on en trouve quelques traces à la jambe, mais cela n'empêche pas de pincer la peau entre les doigts, manœuvre impossible sur le tronc, le bras et au cou ; on ne peut faire un
pli à la surface cutanée.

La peau des parties malades est d'un blanc mat, un peu
jaunâtre, mais c'est à ce qu'il paraît la teinte naturelle du
malade ; elle est sensible aux excitants, et à la main sa température n'est pas abaissée.

L'état général est tout aussi satisfaisant qu'aux premiers
jours de la maladie ; toutes les fonctions s'exécutent avec
régularité, et l'affection de la peau ne paraît avoir eu aucun
retentissement dans l'économie.

Thirial publia dans *l'Union médicale* de 1847
un article contenant le fait suivant, ce qui portait à
trois le nombre des malades observés par ce médecin. Dans cet article très-court, Thirial faisait
remarquer que les sujets atteints de sclérodermie
pouvaient présenter différentes colorations de la
peau, mais il ne donnait aucune explication à ce
sujet.

OBSERVATION XI.

Mme L....., 43 ans, brune, petite taille, très-grasse, très-re-
plète, mère de deux jeunes filles bien portantes, a toujours
joui d'une bonne santé ; bien réglée habituellement, mais très-
peu ; elle a vu ses règles depuis trois mois augmenter beaucoup de durée. Aucune affection diathésique, jamais d'érysipèle, de rhumatismes.

Au mois de septembre 1847, cette dame commença à sentir un matin une roideur inaccoutumée. Presque de suite cette roideur s'étendit jusqu'à la région sous-hyoïdienne, aux deux côtés du cou, et jusqu'à la nuque, surtout à gauche; peu à peu elle gagna la face, le cuir chevelu, et en même temps le thorax et les membres supérieurs.

On lui fit prendre des bains émollients; on conseilla des fumigations narcotiques, de plus, pilules écossaises tous les jours.

Au 25 novembre, l'induration avait déjà diminué, surtout à la face; les mouvements des membres étaient moins gênés.

Cependant, à la région cervicale l'induration est à son maximum. En avant, sur les côtés et à la partie postérieure du cou, la peau est très-tendue et paraît exercer une très-forte construction sur le plan sous-jacent. Les mouvements de flexion et de latéralité de la tête sont encore difficiles.

Cette tension décroît en remontant vers la tête, il y a cependant une résistance, que ressent le doigt, sur les tempes et les joues, surtout à gauche. Mais un fait curieux, c'est que la partie médiane de la face, depuis le sommet du front jusqu'à la fossette du menton, se trouve épargnée; ainsi le nez, la bouche, jusqu'aux limites de la région malaire, sont intacts, ce qui empêche l'expression de la figure d'être altérée. Seulement, à cause de la prédominance de la rigidité à gauche, le sillon naso-labial est plus accusé, et la bouche est déviée à gauche.

La lésion existe au même degré qu'à la région cervicale; au dos jusqu'aux lombes on ne peut la pincer. La peau des mamelles est indurée, ce qui contraste avec l'énorme volume de ces organes. L'induration s'étend jusqu'à l'épigastre et se perd dans les parois de l'abdomen.

Cette dame croit être enfermée dans une cuirasse.

Il est curieux de voir cette rigidité si prononcée à la nuque et à la région pectorale s'arrêter brusquement sous les moignons de l'épaule, et laisser la peau des deux bras tout à fait intacte. Mais un peu au-dessus du pli du bras, et au niveau du coude, cette rigidité reparaît et se continue sur toute la surface des deux avant-bras, pour s'arrêter à la naissance des poignets, de manière à laisser libres les mouvements de la main et des doigts ; aux deux avant-bras l'induration existe, surtout à la face interne. L'induration cutanée s'accompagne, non pas d'une véritable tuméfaction, mais d'un peu de turgescence.

A la région sous-maxillaire, surtout à gauche, on remarque une sorte de tumeur assez considérable et de forme arrondie, appartenant plus à un amas de tissu cellulaire qu'à un épaississement de la peau.

Les mains et les doigts se sont tuméfiés ; la malade ne peut enlever ses bagues. Cela tient à la constriction des poignets.

Souvent cette dame passe ses journées dans une pièce humide, et descend à la cave étant en transpiration.

Dans leur *Traité des maladies des enfants*, MM. Rilliet et Barthez avaient parlé de l'endurcissement du tissu cellulaire chez des enfants ayant dépassé l'âge de la première dentition, mais ils n'avaient pas été à même d'observer des cas de sclérodermie. Rilliet eut l'occasion de voir à Genève, dans la clientèle de M. Pélissier, une jeune malade, âgée de 9 ans, atteinte d'un état particulier de la peau que ce savant observateur reconnut de suite pour un cas de sclérodermie. Rilliet prit l'observation avec un grand soin et en fit le sujet d'un excellent mémoire (1), dans lequel il montra ce qui faisait différer son observation avec toutes celles publiées précédemment, et donnait son opinion sur le siége probable de la maladie. Nous reviendrons, à propos de la nature de la sclérodermie, sur ces opinions qui ne nous paraissent pas très-exactes. Son mémoire

______

(1) *Revue médico-chirurg.*, février 1848.

était à peu près terminé, lorsque Rilliet put observer une malade, âgée de 28 ans, à l'hôpital de Genève ; il fit paraître les deux observations et les compléta par quelques comparaisons.

Voici les deux faits.

OBSERVATION XII.

Jeune fille de 9 ans, prise, le 7 juillet 1846, d'une vive douleur à l'épigastre, avec palpitations intenses. 180 pulsations.

Pas de vomissements. En palpant le ventre, M. Pélissier trouva la région épigastrique dure, rénitente, mate, comme une plaque solide enchâssée dans les parois molles de l'abdomen. Le lendemain, l'induration avait envahi tout le corps. Tous les mouvements articulaires sont possibles.

En même temps pâleur de la peau, température manifestement abaissée, sensibilité conservée ; on aurait cru, sauf la sensibilité, toucher un cadavre congelé. Langue indurée. Pas d'albumine dans les urines.

Légère ascite.

Le 23 juillet, M. Rilliet examine l'enfant, et voici ce qu'il constate : Figure un peu bouffie, sans enflure des paupières ; lèvres peu mobiles, abdomen bombé à l'épigastre ; cette saillie appréciable à l'œil.

L'induration, qui avait été générale, ne se trouve plus qu'au menton, qu'à la nuque, qu'au niveau des grands pectoraux, aux avant-bras ; à l'abdomen, elle s'étend d'un hypochondre à l'autre, en formant au-dessus de l'ombilic une ligne sinueuse.

A chaque partie indurée, la peau est tendue sans qu'on puisse faire un pli. Le doigt ne laisse pas d'impression ; la consistance des téguments rappelle la sensation produite par un cadavre congelé, seulement la peau avait repris sa température.

La langue est toujours indurée, dure, couverte d'un enduit assez épais et rouge ; l'enfant ne peut lui faire dépasser les dents.

Dans le ventre, il y a un peu d'ascite ; dans la poitrine, en arrière à droite, épanchement pleurétique remontant jusqu'à l'angle inférieur de l'omoplate. Épanchement dans le péricarde. Bruits du cœur tumultueux, mais sans bruit anormal.

Pouls petit, à 108 pulsations.

Forces médiocres ; cependant on fait lever la malade.

L'enfant partit à la campagne et ne revint qu'au mois de mai 1847 ; mais les parents apprirent que l'induration avait persisté aux bras et à la nuque jusqu'au mois de décembre.

OBSERVATION XIII.

La nommée X....., 28 ans, entrée à l'hôpital pour y être traitée d'une maladie de peau qui dure depuis neuf mois.

Avant le début de la maladie, cinq mois de malaise, lassitude.

Le premier symptôme fut une douleur crampoïde dans l'avant-bras droit, suivie de roideur et de gêne dans les mouvements ; lorsqu'elle travaillait, elle était obligée de cesser, après avoir travaillé une demi-heure, la douleur augmentant d'intensité. Cet état dura deux mois, puis, les mouvements de l'avant-bras devinrent si pénibles, qu'elle ne pouvait plus se coiffer. Examinant alors sa peau, elle la trouva un peu dure, parsemée de plaques blanches et rouges.

A partir de cette époque, la difficulté des mouvements augmenta, l'induration de la peau se caractérisa et envahit jusqu'au tiers supérieur du bras.

Au bras gauche la maladie a suivi la même marche.

Pendant ces cinq mois la santé a été bonne, règles normales.

Au 30 décembre 1847, l'induration avait envahi les mains, l'avant-bras et les deux tiers inférieurs des bras.

Les doigts sont roides, légèrement fléchis, mouvements très-limités, soit dans la flexion soit dans l'extension. On ne peut pincer la peau, et on imprime avec peine un mouvement d'ensemble aux parties molles, elles paraissent adhérer aux os ; quand on cherche à saisir la peau du dos des doigts, on croirait toucher un doigt renfermé dans un gant trop étroit. La paume de la main a conservé sa souplesse ; aussi la flexion des doigts dans la paume de la main est plus facile que la flexion des phalanges.

Au niveau des articulations, la peau a une coloration violette ; sur le petit doigt, il existe une légère croûte, résultat probable d'une érosion superficielle qui aurait succédé aux mouvements que la malade a cherché à imprimer aux parties endurcies.

L'avant-bras offre la même sensation de dureté, comme s'il était comprimé dans un gantelet trop étroit de peau un peu roide. Les mouvements sont limités dans l'extension ; l'avant-bras forme avec le bras un angle obtus. Les mouvements de flexion sont faciles et complets. Quand on place dans l'extension forcée, la peau du pli du coude forme une corde très-tendue, dure, de même consistance que le reste du tégument de l'avant-bras ; dans la flexion, cette portion de peau est très-souple et ne paraît pas épaissie. Mouvements de supination limités ; il est impossible de placer le bord radial de la main horizontalement. L'articulation du coude est saine.

Au bras, la consistance est normale. Au point où cesse l'induration, on aperçoit un léger étranglement circulaire ; mais, en palpant l'épaule elle-même, on sent que la consistance n'est pas tout à fait normale ; la dureté paraît plus sous-jacente qu'elle n'est inhérente à la peau. Ganglions axillaires non tuméfiés.

La peau malade n'offre aucune coloration spéciale, cependant à l'avant-bras elle n'a pas la blancheur des autres parties du corps ; au niveau des plis de flexion du coude, elle est d'un rouge brun.

La circulation capillaire des parties indurées est très-riche.

En comprimant au milieu de l'avant-bras, on peut faire rougir la peau, mais on ne peut faire saillir les veines du pli du coude, on ne les voit ni on ne les sent.

L'épiderme est intact. L'application d'un vésicatoire a fait lever une grosse cloche, le liquide était très-albumineux. Le derme est d'un rouge assez vif ; lorsqu'au bout de cinq ou six jours l'épiderme est tombé, on a trouvé le derme d'un rouge vif, assez douloureux, et dans trois ou quatre points il existait de petites ulcérations étoilées, serpigineuses, à fond grisâtre.

M. Rilliet eut quelques difficultés à enfoncer une aiguille, dans la peau malade; cependant elle a pénétré et la piqûre a fait jaillir une petite gouttelette de sang.

Sensibilité conservée. La piqûre d'une aiguille, l'application d'un corps froid ou chaud sont perçues d'une manière plus obtuse. Température normale. Le doigt ne laisse aucune empreinte, ses extrémités supérieures sont seules malades, mais la face pourrait bien le devenir. La peau de cette région paraît moins souple; les plis du visage sont moins accusés.

Toutes les dépendances de la peau sont à l'état normal; cheveux, cils, sourcils, ongles.

Santé générale excellente.

Voici les antécédents que l'on peut se procurer: père et mère morts à 35 ans de maladies inconnues.

Scarlatine bénigne dans l'enfance; jamais d'affections cutanées, de glandes engorgées, d'abcès, de syphilis. Réglée pour la première fois à 15 ans; depuis, règles régulières et abondantes. Durée de trois jours.

Mariée à 17 ans, à 19 ans premier accouchement. Depuis, trois enfants et deux fausses couches provoquées par les émotions morales.

Pendant près de onze ans, elle a été souvent battue. Son mari la saisissait souvent par les avant-bras, et ces violences étaient suivies d'engourdissement.

Les conditions hygiéniques ont toujours été bonnes.

Bien nourrie, bien vêtue. Pendant l'hiver de 1843, elle nourrissait son dernier enfant, elle lavait tous les mois son linge à l'eau froide, mais elle n'a pas le moindre malaise.

Bains tièdes, infusion de 16 grammes de salsepareille.

Dans la seconde édition de leur ouvrage, MM. Rilliet et Barthez se sont occupés en quelques pages du sclérème chez les sujets de la seconde enfance; ils citent le premier fait de Rilliet, la jeune fille de 9 ans et demi, et l'observation suivante qui fut aussi recueillie par Rilliet.

OBSERVATION XIV.

Le jeune G. ..., 11 ans, d'une santé délicate; peau fine et blanche, yeux bleus, cils longs. Coqueluche, rougeole, légère otite, sont les seules maladies de son enfance. Son père, quoique robuste, tousse souvent; sa mère, depuis l'âge de 18 ans, a tous les ans un érysipèle. La santé des sœurs et des frères n'offre rien de particulier. Les conditions hygiéniques, à l'exception de son habitation qui est un peu humide, sont bonnes. Depuis plusieurs années, hypertrophie considérable des amygdales.

Au mois de mars 1848, en examinant sa gorge, on s'aperçut que la partie postérieure du cou était roide. On n'accorda que peu d'importance à ce symptôme; la santé générale continuait à être excellente, mais l'induration augmentant, les parents menèrent leur enfant chez le Dr Pélissier. L'examen fut fait avec M. Rilliet à la fin d'avril 1848.

L'induration occupait la nuque, les omoplates, la partie postérieure des bras et des avant-bras, les masses dorsales et lombaires, surtout à droite. La peau avait une teinte véritable, ici légèrement rose, là un peu jaune. Les plis de la flexion sur les côtés du cou étaient dessinés en rouge. La consistance des parties indurées était tout à fait semblable à de la graisse figée. C'est au cou qu'elle est le plus prononcée. Les mouvements sont assez libres.

La sensibilité n'est ni diminuée ni augmentée; la langue n'est pas dure, les amygdales énormes obturent l'arrière-gorge; pouls naturel.

Pas le plus léger trouble dans les fonctions. A la fin de l'été, l'induration commença à diminuer.

L'enfant fut revu à la fin de juillet, il était très-difficile de retrouver les traces de la maladie. On ne pouvait les retrouver, il fallait placer le malade dans certaines positions.

En faisant fléchir la tête sur la poitrine, même à un degré modéré, les téguments de la nuque reprenaient les caractères de sclérème.

La peau était dure, parcheminée, et la percussion à sa surface produisait une espèce de retentissement, comme si l'on avait frappé sur du bois ; ce même caractère de roideur, de tension, de perte de souplesse existait aussi aux membres supérieurs, lorsqu'on les plaçait dans l'extension.

Cette enfant a guéri environ après deux ans.

Le numéro de la *Revue médico-chirurgicale*, dans lequel se trouve le mémoire de Rilliet, contient une lettre de Forget sur le chorionitis. Cette lettre, dont le but était de répondre aux questions de priorité soulevées par le premier mémoire du professeur de Strasbourg, contient l'observation suivante prise par le Dr Pelletier.

OBSERVATION XV.

Femme Eustache, 66 ans, graude, forte, trois couches heureuses, ménopause à 52 ans.

Pauvre, habitant une petite maison terrassée de terre glaise, humide, malsaine, ne recevant pas de soleil, a souvent eu des rhumatismes.

En 1833, elle commença à éprouver de la roideur dans l'articulation tibio-tarsienne droite, puis peu de temps après dans le coude du même côté ; mais au lieu de voir du gonflement comme toujours, elle vit le contraire ; la peau était roide, cette roideur se communiquait à la jambe.

L'autre jambe se prit, puis les épaules se roidissent, puis la peau du cou.

État actuel.

Peau généralement sèche, comme amincie, d'un gris jaunâtre, froide, roide, tendue vers les articulations plus qu'ailleurs ; mouvements difficiles et douloureux dans les articles, la malade ne pouvait et n'osait marcher qu'en avançant la jambe d'un seul jet.

Elle ne pouvait fléchir les coudes.

Pour baisser la tête, il fallait avancer le corps en masse.

Cette femme, qui avait été grasse, et qui avait eu jusqu'a-lors les plis de la peau pendant sous la mâchoire, voyait ces plis disparaître insensiblement et s'effacer.

Son corps maigrissait à vue d'œil, cependant elle mangeait et dormait bien, cependant elle était quelquefois éveillée brusquement par la douleur ressentie à chaque mouvement.

La peau parut froide.

Les bains tièdes, frictions sèches, huileuses, alcalines ; quelques applications de sangsues sur les jointures les plus ma-lades.

La peau se tendit, s'amaigrit tellement qu'elle se fendit en plusieurs endroits sur le cou-de-pied gauche.

Enfin la malade arriva à ne plus pouvoir faire un mouve-ment.

Respiration pénible, ampliation de la poitrine difficile et douloureuse.

La maigreur devint extrême, la peau se tira, se brida sur les os, excepté à la jambe droite qui avait conservé plus de grosseur et plus de souplesse que les autres parties.

Cette femme périt dans un marasme complet, deux ans après le début de l'affection.

Cette observation, prise en 1833, offre plusieurs points qui la distinguent entièrement des autres faits antécédents. D'abord la sclérodermie avait débuté par un membre inférieur, ce qui n'avait jamais été noté, et de plus la maladie s'était ter-minée par la mort, tandis que chez tous les autres sujets la guérison avait été la règle.

Les recherches bibliographiques, entreprises par M. Gintrac, furent continuées par M. Ravel (1) qui crut reconnaître dans la maladie désignée sous le

(1) *Recherches sur la stégnose* (*Journal des connaiss. médico-chirurg.*, novembre 1848.

nom de stégnose, la sclérodermie; aussi son article porte le titre de *Recherches sur la stégnose* (sclérème des adultes).

M. Ravel fit connaître une observation italienne prise par Strambio et traduite en France en 1817 (1). Ce fait avait été signalé par Rilliet, mais il n'avait pas été encore publié complétement. Il a pour titre : *Endurcissement du tissu cellulaire.*

OBSERVATION XVI.

L..... (Boniface), de Plegnana, cultivateur, 48 ans, constitution robuste, fut attaqué, dans le courant de l'année dernière (1816), d'une fièvre quotidienne, mais éphémère, qui fut suivie d'une espèce d'éruption exanthématique, entre le tissu cellulaire et la peau, sans sortir au dehors.

L'hiver passé, il prit la fièvre, il vint à l'hôpital où il fut soigné et traité comme affecté de scarlatine chronique, vu la rougeur et la rigidité de la peau. La fièvre disparut, il retourna à ses travaux; mais, s'apercevant que ses muscles devenaient de plus en plus rigides, il revint il y a un mois à l'hôpital pour prendre les bains, il en prit 12 simples et 8 sulfureux, qui firent disparaître un état granuleux, mais la peau, toujours rouge, est devenue d'une rigidité extrême et dure comme du parchemin sec; on ne pouvait étendre les bras, tant la peau était contractée. Il en est de même aux membres inférieurs. Au 20 août, la peau est moins roide, mais la rigidité existe dans les muscles, on peut craindre un tétanos chronique. L'usage du mercure parut un moment améliorer l'état de la peau; mais, après un mois, l'état persistant, on passa aux frictions mercurielles, mais sans résultat. Malgré cet état bizarre de la peau, l'état général était très-bon, ap-

(1) *Recueil périodique de la Société de médecine de Paris,* rédigé par Sédillot.

pétit excellent, sommeil paisible, selles et urines régulières ;
on fit prendre au malade de la salsepareille, avec 12 grains
de mercure, deux par jour ; après un mois les jambes étaient
plus libres. Vers le 25 novembre, survint une éruption générale de petits boutons pustuleux, accompagnés de sueurs
profuses. Le 30, l'exanthème sécha, et, le 6 décembre, la guérison était complète.

Alibert, dans sa *Nosologie naturelle*, cite deux cas
d'endurcissement de la peau, qu'il désigne sous le
nom de sclérémie des adultes. Le premier est très-
incomplet; le second, qu'Alibert avait observé avec
M. Letourneux, médecin à Jougeroles, est beaucoup
plus complet.

OBSERVATION XVII.

Il s'agit d'une femme de 44 ans qui, à la suite d'une couche
pénible, montant à cheval par un temps froid et humide, fut
prise d'endurcissement de toutes les parties sus-diaphragma-
tiques : le visage et le cuir chevelu furent les dernières parties qui s'endurcirent. Alibert compara l'état des téguments
à la résistance du marbre, sauf un peu de céphalalgie; la malade ne se plaignait d'aucun malaise. L'usage des frictions
mercurielles et des diaphorétiques amena une légère amélioration, mais Alibert ne peut savoir si la malade avait complétement guéri (1).

Le mémoire de M. Ravel contient une observation
de Casanova prise sur une jeune femme de 22 ans,
mais elle a fort peu de valeur.

Lors de la publication du mémoire de Forget,
M. Pierquin avait réclamé sur « cette prétendue dé-

---

(1) *Nosologie naturelle,* t. I, p. 498; 1817

couverte, qu'il avait publiée depuis vingt ans » (1).
Mais les indications bibliographiques, données par
ce médecin, n'avaient pas pu permettre de vérifier
sa réclamation. M. Ravel, plus heureux, a publié
deux observations de M. Pierquin, portant le titre
de *Phlegmatia alba dolens*, que ce médecin assure
être de la sclérodermie. Ces deux faits n'offrent rien
de bien particulier, cependant un de ces cas de
phlegmasie blanche se présenta chez une femme
de 72 ans ; cette phlegmasie dura depuis le commencement de juillet jusqu'au 13 août, elle fut con-
tinuellement poursuivie par des applications de 6,
de 12, de 15, de 20, de 30 et même de 46 sangsues,
et enfin elle se termina par la mort de la malade,
arrivée le 13 août, *sans douleur et sans agonie* (2).
L'autopsie donna peu de renseignements ; on constata un léger épanchement dans la poitrine, et de
petites incisions montrent le tissu cellulaire blanc,
dur et compact.

L'impulsion donnée par les travaux que nous venons de signaler ne fut pas de très-longue durée ;
aussi trouvons-nous un intervalle de six années, pendant lequel on ne publia aucun nouveau mémoire
sur la sclérodermie. Il faut arriver en 1854 pour
trouver un mémoire de Gillette, intitulé *du Sclérème
simple*.

Ce mémoire, excessivement court, contient les
deux observations suivantes, la première recueillie

(1) *Revue médico-chirurg.*, 1847, p. 267.
(2) *Journal des connaiss. médico-chirurg.*, p. 186, novembre 1848.

par M. Natalis Guillot, la seconde par Gillette, sur une jeune fille de 8 ans.

OBSERVATION XVIII.

Geneviève B....., 42 ans, marchande des quatre saisons, entre à la salle Sainte-Anne, hôpital Necker. Cette femme a toujours été d'une bonne santé; menstruation régulière.

Il y a quatre mois, douleurs névralgiques ayant duré deux mois. A la suite survinrent une légère amygdalite et une laryngite.

Vers le 15 janvier, cette femme vit que son bras gauche, où se trouvait un vésicatoire, était un peu plus dur et un peu plus gonflé qu'à droite; les mouvements étaient gênés, puis le gonflement survint au dos et à la poitrine; en quatre jours le mal s'étendit au cou, à la tête, au tronc, jusqu'à la base de la poitrine et au bras droit.

A son entrée, toutes ces parties qui sont envahies sont déjà moins gonflées qu'au début.

Toute la moitié supérieure du corps est légèrement gonflée; la résistance de la peau est un peu plus considérable que dans l'érysipèle; on ne peut plus pincer la peau que très-difficilement.

La coloration est à peu près normale; cependant les endroits qui sont le plus tendus paraissent un peu plus blancs; au cou elle a une teinte rouge; en pressant le doigt on ne laisse pas d'empreinte; seulement elle pâlit; on constate seulement qu'en dessous de la peau le tissu cellulaire est lui-même induré; il n'y a pas de noyaux d'induration; celle-ci est générale; certains points présentent seulement une dureté plus grande.

Les seins sont surtout très-durs; la peau qui les recouvre est très-tendue; en appuyant sur elle, on croirait que cette membrane est soulevée et éloignée des tissus sous-jacents, la percussion fait percevoir une sonorité très-grande sur les reins et aussi sur la poitrine.

Cette sensation que donnait la pression des seins et la sonorité fit croire à un emphysème sous-aponévrotique coïncidant avec la laryngite; il n'y avait pas cependant la moindre crépitation; on piqua la peau, et on appliqua une ventouse, mais il ne sortit que du sang, et on ne put constater ni gaz ni sérosité; la ventouse fut appliquée très-difficilement.

Cette femme, qui n'a jamais souffert, croyait être enfermée dans un corset de carton; la peau a conservé sa température normale; cependant il y a des sensations de froid dans les parties indurées.

Sensibilité intacte; la transpiration, sans être abolie, est très-difficile sur les parties indurées; lorsqu'on la fait suer, cette malade trouve que la peau se ramollit.

Bon appétit; digestions régulières.

L'induration est plus marquée à la partie externe qu'interne des bras.

Au bord du trapèze on croirait toucher une corde; de même pour le sterno-mastoïdien; à la face la maladie n'a pas gagné le cuir chevelu; paupières très-dures, gênant la vision. Lorsque la malade regarde assez longtemps, il lui passe un brouillard devant les yeux.

A son entrée, les doigts sont très-roides.

Lorsque cette femme sortit de l'hôpital, il y avait très-peu d'amélioration.

OBSERVATION XIX.

Enfant de 8 ans et demi entrée à l'hôpital le 24 mars 1834.

Constitution assez bonne; pas de trace de scrofule.

La première chose qui frappe, en approchant de cette jeune fille, c'est l'aspect immobile de la face, paupières à demi abaissées, ailes du nez un peu resserrées.

L'enfant se meut tout d'une pièce; le cou est roide, comme emboîté dans un carcan; si on fait lever ou asseoir l'enfant, roideur du tronc et des membres supérieurs; les avant-bras sont à demi fléchis, les bras un peu éloignés du tronc; la marche est assez facile, mais à petits pas.

(Lorsqu'on touche la peau, cet aspect insolite s'explique de suite; à la tête, au tronc, aux membres supérieurs, la peau est dure, immobile, tendue sur les parties sous-jacentes; on croirait toucher de la gutta-percha; il semblait que tout le tronc était enfermé dans un étui non brisé comme celui de l'insecte coléoptère, mais continu.

Certains mouvements du cou, des coudes, sont devenus impossibles; on sent que, si l'on voulait forcer, la peau déchirerait.

Tout pli au cou, aux aisselles, aux bras, aux coudes, est effacé; on ne peut pincer nulle part la peau.

La rigidité très-marquée au front, aux paupières, au nez, aux joues, diminue au sillon naso-labial, ce qui rend les mouvements des lèvres possibles; elle se prolonge le long du dos jusqu'aux fesses; en avant elle a envahi jusqu'au ventre, qui cependant est un peu souple.

Aux mains, peu d'induration; aux doigts, rien; les mouvements en sont faciles; aux membres inférieurs l'induration se présente par plaques.

La peau est blafarde; dans aucun endroit, induré ou non, on ne trouve de l'œdème; en pressant fortement, la peau cède difficilement, mais elle revient aussitôt que la pression cesse.

Au lieu de bouffissure, il existe de la maigreur, un resserrement de l'enveloppe tégumentaire.

Partout la sensibilité et la perspirabilité sont normales; température naturelle.

Pas d'albumine dans les urines; état général excellent.

Aucun renseignement sur les antécédents; la maladie avait débuté comme un torticolis et s'était étendue très-rapidement, le père en faisait remonter la cause à du froid gagné dans la maison, mais il ne précisait rien; pendant les deux premiers mois de son séjour à l'hôpital, il n'y eut pas de modification, et l'induration envahit successivement les lèvres, la langue et les doigts des mains.

Il m'a semblé que ces variations dans l'induration s'accordaient avec les variations de température; ce fut après un froid assez vif du mois de mai que la langue parut la plus dure.

Il est survenu des taches érythémateuses au cou, aux avant-bras, sur la poitrine.

Après quelques bains de vapeurs, il survint des pustules d'ecthyma dans le dos. Elle fut prise de toux, ce qui fit cesser les bains.

On fit prendre à partir du mois de juin des bains de sulfate de fer. A la fin d'août, l'amélioration est complète; cependant la peau est plus indurée que chez les autres enfants.

Gillette ne tenta nullement un mémoire dogmatique; ce savant médecin, dont la perte a été si sensible, se borna « à constater quelques faits qui paraissaient bien établis. »

Lorsque parut le mémoire de Gillette, la rédaction des *Archives générales de médecine* ajouta l'observation suivante, tirée de Henke (1) :

OBSERVATION XX.

Jeune fille de campagne, domestique, 24 ans, toujours bien portante, accouchée d'un enfant; ayant eu à la suite de sa couche une fièvre qui avait fait passer son lait.

Un jour d'été très-chaud, fatiguée de travaux des champs, elle entre dans un cellier très-frais, cou et épaules nues, s'endort sur du gazon humide fauché le matin.

A son réveil, induration de la nuque et difficulté dans les mouvements; en peu de jours l'induration s'étend, envahit le visage et la partie supérieure du corps jusqu'à l'épigastre.

Lorsque je la vis, on employait depuis plusieurs mois des bains de vapeurs, des frictions, des sudorifiques, des antimoniaux, des mercuriaux presque sans résultat. L'immobilité du cou paraissait avoir diminué; cependant elle inclinait à peine la tête en avant et presque pas sur les côtés; la face, le cou, la nuque, les seins, peu développés, étaient durs comme du bois et un peu refroidis; la couleur était d'un blanc jau-

______

(1) *Archives gén. de méd.,* 1851, p. 665, tiré du traité de Henke sur les *maladies des enfants.*

nâtre naturel, un peu teintée en rose sur les joues ; les paupières étaient si roides qu'elle ne pouvait pas les ouvrir complétement ; la mastication s'opérait lentement et avec peine ;
le bas-ventre et la partie inférieure du dos avaient leur
mollesse naturelle.

Les autres fonctions s'accomplissaient régulièrement.

J'ai su que cet état d'endurcissement avait cessé graduellement.

Après avoir posé les conclusions que l'analyse
des observations lui paraissait mettre en lumière,
Gillette terminait son article en disant que ces faits
démontraient l'existence du sclérème simple non
œdémateux, et que Thirial avait rendu un véritable service à la science en appelant l'attention des
médecins sur cette espèce nosologique. Tout en
reconnaissant le mérite du mémoire de Gillette, nous
regrettons qu'il ait été écrit avec les mêmes idées
que celui de Thirial, qui ne voyait dans cette affection que le sclérème sans œdème des nouveau-nés.
Cette manière d'envisager la question ne pouvait
pas faire beaucoup avancer la connaissance de la
nature de cette induration ; cependant Gillette terminait sa brochure en espérant qu'une autopsie
permettrait d'établir positivement la nature de cette
curieuse maladie.

Si les médecins français avaient recueilli presque
tous les faits de sclérodermie, ce fut un médecin
allemand, M. Fœrster, qui publia le premier une
observation de sclérème avec autopsie.

Mais la publication du D\u1d63 Fœrster avait été précédée par un mémoire du Dr Arning, qui parut la même année.

Ce mémoire avait pour titre *Etude pour servir à l'histoire du sclerema adultorum* (1). M. Arning a basé son travail sur vingt observations qu'il a pu recueillir ; mais il n'y en a que quatre allemandes, les seize autres sont françaises.

Le mémoire du Dr Arning donne une très-courte analyse des observations de Thirial, de Forget, de Rilliet, de Gillette, etc. etc.; il cite les faits trouvés dans les auteurs anciens par M. Gintrac , mais il ne donne en détail que le fait suivant :

OBSERVATION XXI.

Mme Eggers, domestique, 35 ans, entre, le 27 février 1858, à l'hôpital général, où elle reste jusqu'au 29 mai 1858. Des médications variées furent suivies sans aucun résultat, et la malade quitta l'hôpital.

Elle y rentre le 18 novembre 1858, parce qu'elle ne peut plus travailler. Toujours bien portante ; a eu la gale, il y a douze ans. Réglée à 16 ans, elle fait dater sa maladie de la nuit de Noël 1857. Elle aurait éprouvé un refroidissement. Rhume avec fièvre, puis roideur du cou et gêne des grands mouvements; à ce moment elle n'avait aucune trace d'induration; cependant elle ne tarda pas à découvrir une certaine dureté du côté droit du cou, qui s'étendait graduellement au côté gauche jusqu'à la nuque. Elle affirme qu'à partir de ce moment son cou aurait enflé. Cette première phase aurait mis trois mois à s'accomplir; en même temps le bras droit se mouvait moins facilement, mais le reste du corps était libre.

(1) *Beiträge zur Lehre vom Sclerema adultorum; Wurzburger, medicinische Zeitschrift*, 1861.

Au mois de février 1858, l'induration envahissait la tête, le visage, le cou, la face interne des bras, le dos, la poitrine, jusqu'au mamelon. A cette époque elle pouvait ouvrir les yeux et la bouche.

A sa première admission, la santé générale était assez bonne, cependant il y avait eu quelques attaques d'oppression dans l'été de 1858, l'induration envahit la poitrine, le dos, les côtés, et l'oppression augmenta. Depuis cette époque l'induration ne fit pas de progrès, mais elle devint plus manifeste aux points affectés.

Au 1er avril 1859, voici son état.

Au premier coup d'œil on remarque la gêne des mouvements du cou et de toute la partie supérieure du corps, son visage anxieux et contracté, les petits yeux, la roideur des bras constamment demi-fléchis, et celle de toute la partie supérieure du tronc. Les membres inférieurs sont très-mobiles.

La peau du visage et de la tête est parcheminée, lisse, sans rides, sans mouvement, sèche; d'un blanc jaune et fortement tendue.

Les joues, le nez, les paupières, sont plus altérés que les lèvres, qui peuvent se plisser; la peau du crâne est absolument immobile, excepté à l'occiput; les oreilles sont libres, mais à partir de l'apophyse mastoïde la roideur commence et se continue avec celle du cou.

Cou gros, court, très-roide; les fossettes sus-claviculaires sont effacées, la peau a la dureté du bois; la tête ne peut ni se tourner, ni se fléchir en arrière, lorsqu'elle essaye un pareil mouvement, il semble que la peau du cou va éclater.

Le sclérème s'étend en avant à 10 centimètres de l'apophyse xiphoïde et en arrière jusqu'à la douzième vertèbre thoracique, et suit le bord inférieur des côtes. Tout ce qui est situé au-dessous de ce plan est sain.

Les membres supérieurs sont éloignés du tronc de 130 à 140; l'extension est impossible, la flexion est praticable, la peau est à peu près souple dans l'aisselle, où la sueur est abondante. Rien aux organes thoraciques, léger souffle mistral au premier temps. Urine normale.

La peau est sensible; rien à noter sur la température. La maladie augmenta encore pendant trois mois, et diminua assez pour que dix-huit mois après sa sortie, cette fille pût remplir les fonctions de bonne d'enfant.

L'observation du D[r] Fœrster parut, aussi en 1861, sous le titre d'*Anatomie pathologique du sclérème de la peau chez les adultes*. Nous n'avons pas fait suivre les détails de l'autopsie, nous les ferons connaître au chapitre dans lequel nous chercherons à étudier l'anatomie pathologique.

OBSERVATION XXII.

J. Hoffmann, 22 ans, journalier, est admis au commencement de 1859, à Julius-Spital, pour une ulcération siégeant à la partie inférieure et interne de la cuisse, peu étendue, mais profonde, et ayant déjà une induration sur le pourtour. Le malade était fatigué, amaigri, dyspnéique, mais cependant l'ulcération guérit en laissant une légère induration.

Le malade quitte l'hôpital et rentre en novembre 1859, parce que le sclérème s'est étendu et de nouvelles ulcérations se sont formées.

Pendant son séjour le sclérème gagne en étendue et les signes d'une tuberculisation pulmonaire deviennent manifestes. Le malade meurt en janvier 1860.

L'induration, partie des bords de l'ulcère, avait gagné la partie antérieure de la cuisse et du pied, et occupait aussi la portion supérieure de la cuisse droite. Bientôt elle apparaît à la cuisse gauche et envahit le membre inférieur de ce côté; de là l'altération, en épargnant la région inguinale, se porte sur le ventre, remonte sur les parties latérales et antérieures de la poitrine, s'étend sur le bras, l'avant-bras, les doigts, laissant intacts l'aisselle et le pli du coude; le dos, le cou, la tête, le visage, sont préservés de toute lésion.

Dans les points affectés la peau devient résistante, dure,

presque éburnée, elle est immobile, prend une coloration foncée, semble épaisse, perd sa transparence. La transpiration et la sensibilité y sont nulles. Le progrès du mal s'accomplit graduellement, mais on constate des périodes stationnaires et même des améliorations partielles ; ainsi sur les deux côtés du thorax, qui avaient été profondément atteints, la peau recouvre sa souplesse, la transpiration et la sensibilité de la peau se rétablissent.

Ailleurs, non-seulement l'induration persiste, mais on voit survenir des ulcérations superficielles.

L'ulcération qui se développe ainsi n'a pas de profondeur ; la peau commence à devenir humide, l'épithélium est aminci et se détache. Au bout d'un temps plus ou moins long la sécrétion s'arrête, la partie est sèche, lisse, le pigment a disparu, et plus tard ces points restent blancs, lisses, déprimés.

L'examen microscopique, fait après la mort, montre que les papilles n'existent plus, que la surface du chorion est lisse, l'épiderme est mince, mais à l'état normal ; les cellules profondes de la couche muqueuse, qui, partout ailleurs, renferment beaucoup de pigment, en sont dépourvues. Sur d'autres points cette excoriation fait place à une véritable ulcération du derme, peu étendue, et qui reste sans changement jusqu'à la mort, ou qui détermine une cicatrice fibreuse ; les lésions ont surtout pour siége les extrémités, ou elles se détachent sur le fond bistré de la peau.

Le malade succombe après d'abondantes hémoptysies et de la diarrhée.

Le mémoire du Dr Arning et l'observation du D^r Fœrster n'étaient nullement connus en France, lorsque M. Lasègue fit paraître, dans les *Archives*, une revue critique sur le sclérème des adultes (1). M. Lasègue, dans ce travail, apportait de nombreux matériaux pouvant servir à l'histoire de la scléro-

(1) *Archives gén. de méd.*, décembre 1861.

dermie ; il publiait les deux observations que nous venons de rapporter, celles du Dr Arning et du D[r] Fœrster, et à ces deux faits il ajoutait les trois suivants : le premier, de Hugo Fiedler, publié sous le titre d'*Atrophie du tissu cellulaire et de la peau* (1); le second, de Nordt, sur le sclérème simple de la peau (2), et le troisième, publié dans un journal anglais par le Dr Donnel, sous le titre de *Cas de sclérème avec induration partielle de la peau* (3).

OBSERVATION XXIII.

Jeune fille, 20 ans, a été élevée dans une habitation humide, à l'âge de 10 ans, prise d'une fatigue subite.

L'engourdissement des mains, leur amaigrissement, celui des pieds, une sensation douloureuse de la peau, des jointures, furent les premiers symptômes; plus tard, il survint du gonflement des ganglions du cou, et à l'âge de 16 ans elle éprouva de vives douleurs avec gonflement des articulations.

A partir de cette époque, amaigrissement général, la menstruation est régulière.

A son entrée à l'hôpital de Dresde, état suivant :

La malade est grande, maigre, anémique; sa peau est lisse, dure, tendue, sans flexibilité et sans élasticité, fortement appliquée sur les os et sur les muscles; il n'y a pas de traces de tissu cellulaire sous-cutané, mais un chorion excorié sur toutes les parties osseuses. La tension de la bouche est telle qu'elle ne peut s'ouvrir que d'un pouce et demi, l'expression de la figure est celle d'un sourire stéréotypé, tenant à ce que l'on voit toujours les dents. Pour fermer les paupières, la malade est obligée de faire un effort.

(1) *Deutsche Klinik*, 1855, n° 34.
(2) *Arch. f. pathol. Anat.*, t. XXII; 1861.
(3) *Dublin hospital Gaz.*, février 1855.

Les bras ne peuvent être levés que dans un angle de 80, le bras est fléchi au coude dans un angle de 100, il est inextensible et ne se plie qu'incomplétement ; les muscles sont sains, les articulations à l'état normal ; les mains ne peuvent se mouvoir qu'avec peine, elles sont fléchies ; les doigts crochus.

Les jambes et les pieds sont peu mobiles ; cependant la marche est assez facile ; on observe à certaines réprises des petites ecchymoses, et de l'œdème des pieds ; pouls à 84.

Fonctions régulières.

En janvier 1855, les règles reparaissent peu abondantes pendant trois jours.

En février, frissons, mal de tête, malaise, ecchymoses plus abondantes sur les pieds ; elle garde le lit et se plaint de douleurs tenant à la pression de la peau par le poids du corps.

Sauf une légère amélioration au visage, en avril 1855, la malade est dans le même état.

OBSERVATION XXIV.

L..... (Catherine), 36 ans, domestique, a perdu ses parents de bonne heure, la mère d'une affection de poitrine, le père à la suite d'une chute. Réglée à 18 ans ; mais, vers l'âge de 21 ans, elle se plaint de dysménorrhée douloureuse ; à la même époque, douleurs vagues dans les épaules pendant dix-huit mois.

A 27 ans, premier accouchement, elle nourrit pendant trois mois ; elle cesse son allaitement, et de nouveau exposée à l'intempérie des saisons elle ressent de nouvelles douleurs aux doigts, aux poignets, aux coudes, aux genoux et aux pieds ; les articulations sont gonflées et immobiles ; les doigts de la main droite, à l'exception de deux, se sont couverts de vésicules qui guérissent vite.

Elle passe l'hiver de 1854 en souffrant toujours ; peu à peu les extrémités se refroidissent, les mouvements sont difficiles, on remarque une tension de la peau s'étendant à la surface du corps, sans que la malade puisse préciser la propagation de la maladie. Elle assure que le visage a été atteint en dernier lieu.

L'été 1854, traitement par 25 bains salés, mais sans soulagement durable; les doigts ne peuvent plus s'étendre, ils restent fléchis.

En 1855, elle entre à l'hôpital de Giessen, y reste un an, en sort pour aller à Wiesbaden. Après plusieurs années passées dans sa famille elle vient solliciter de nouveau son admission à Giessen.

Au premier coup d'œil, on est frappé de la coloration bigarée de la peau; le visage est parsemé de taches rouges de l'étendue d'une à deux lignes, qui disparaissaient sous la pression des doigts; ces taches semblaient produites par des dilatations vasculaires. elles sont abondantes au nez, au menton, sur le cou, sur la paroi antérieure du thorax.

La face a sa couleur normale, le cou est brun, région mammaire plus brune, cette teinte augmente vers l'aisselle et l'abdomen, où elle est bronzée.

La partie supérieure de la cuisse est brune, la partie inférieure ne l'est que partiellement, sur la face externe on constate des macules pigmentées et de la diminution des taches du visage; au mollet quelques plaques rouges que la malade prétend être des cicatrices d'anciennes ulcérations; aux pieds quelques pétéchies; le dos a un ton bistré qui augmente vers le siége et qui se confond avec la couleur des cuisses. Aux extrémités supérieures le coude a la même coloration brunâtre. Par contre la peau est d'une pâleur exceptionnelle sur la face dorsale de la main et des doigts, aux poignets où la peau est assez tendue pour comprimer les vaisseaux.

Le phénomène le plus saillant est ce que l'on observe à la peau, elle est raccornie, fixée aux parties sous-jacentes, sur presque tout le corps, mais à des degrés différents; la peau du crâne n'obéit plus à la volonté du malade, glisse à peine sous la pression des doigts; le front ne se plisse plus; les paupières se ferment, mais on ne peut pas les renverser.

Le nez a changé de forme, les ailes sont rapetissées et tirées en haut, c'est surtout aux lèvres que le raccourcissement est manifeste. La lèvre supérieure est tendue sur les saillies du maxillaire; l'occlusion de la bouche reste imparfaite, la rangée supérieure des dents reste toujours visible;

la peau et la muqueuse sont tendues également ; la place des régions temporale et zygomatique est assez rétrécie pour que les mouvements soient diminués, les arcades des dents s'écartent à peine d'un centimètre, aussi cette malade peut à peine articuler les labiales.

On peut plisser la peau, mais elle empêche la mobilité du cou.

Aux extrémités supérieures le sclérème est très-intense ; il est impossible de soulever le bras, on arrive à peine à les placer à angle droit avec le thorax, mais alors la peau de la poitrine et du dos oppose un obstacle insurmontable. Le coude a encore une certaine mobilité ; mais aux mains et aux poignets et aux doigts la peau est adhérente, on la croirait soudée aux os par des cicatrices ; en cherchant à soulever un repli cutané sur le dos de la main, la peau, comme un tendon, semble amincie.

La paume de la main est raccourcie, les doigts sont fléchis au niveau de la première et de la seconde phalange. Les pouces seuls peuvent se mouvoir. A la main droite, tous les points où la peau est la plus tendue sont sujets à s'ulcérer, de même à l'acromion gauche.

Presque rien aux genoux, aux jambes, aux pieds, cependant, marche difficile, car les doigts de pied sont infléchis sur le dos du pied.

La malade sue peu et les boissons diaphorétiques entraînent peu de moiteur.

Poils normaux ; cheveux courts, mats, secs ; amaigrissement notable ; pouls à 84, température normale.

La muqueuse des lèvres est tenduc, la langue ne peut être tirée au delà de 1 centimètre.

OBSERVATION XXV.

C.....(Marguerite), fille robuste, 20 ans, entre le 11 août 1854.

Cette malade se plaint d'avoir la peau de la presque totalité du corps roide et endurcie, elle est d'un aspect étrange.

Le visage est sans expression, parce que la peau, luisante et rétrécie, ne se prête à aucun mouvement des sourcils ou du pourtour des yeux et de la bouche; elle ne peut sourire qu'avec difficulté.

La figure est roide, comme si elle était enduite d'un vernis.

La peau du cou, des épaules, de la poitrine, des bras, est dans le même état et ressemble à une couenne de lard. Les mamelles sont dures, brunâtres, les jambes ont la résistance de la *phlegmatia alba dolens*; l'abdomen et les cuisses sont comparativement exempts d'induration, sauf une place de la grandeur de la main au-dessus du genou droit.

Excepté à la face où elle est lisse et brune, sans doute par suite de l'exposition à l'air, la peau garde son aspect normal; elle ne peut être ni pincée ni remuée sur les parties sous-jacentes.

Cette rigidité, qui est surtout saisissante autour des yeux, où le tissu cellulaire est habituellement si lâche, n'est pas produite par une infiltration œdémateuse; elle ne cède pas sous la pression du doigt et ne peut être attribuée qu'à une rétraction du tissu cellulaire.

La santé générale est bonne; le pouls, difficile à compter à cause de la dureté des téguments, bat 80; cœur normal, urine non altérée; menstruation régulière.

Sensation de frisson s'étendant sur tout le corps, plus marquée aux extrémités; la malade est maigrie.

La maladie a débuté, il y a un an, par le cou et les bras, et de là s'est étendue aux autres parties; les poignets et les cous-de-pied sont plus mobiles que les autres jointures.

Après diverses médications infructueuses, la malade quitte l'hôpital, le 17 décembre, non améliorée.

M. Lasègue, en publiant ces faits nouveaux, montra que toutes les conclusions du mémoire de Gillette ne pouvaient plus être admises également. M. Lasègue appelait particulièrement l'attention sur l'étiologie du sclérème; il faisait remarquer qu'il y avait presque toujours un état cachectique antécédent, se rapprochant de la scrofule et s'accompagnant d'éruptions cutanées. M. Lasègue parlait de dépôts de pigments irrégulièrement disséminés, qui pouvaient donner à la peau des colorations différentes de celles observées par Thirial ; il montrait que la marche n'était pas aussi favorable qu'on l'avait admis, et que si l'induration envahissait spontanément la peau, il ne fallait compter que sur une résolution très-lente. Lorsque nous chercherons à décrire les symptômes et l'étiologie de la sclérodermie, nous reparlerons des idées de M. Lasègue, qui nous paraissent très-exactes.

Dans son *Guide du médecin praticien* (1), Valleix a donné une description assez exacte de la scléro · dermie, qu'il désigne sous le nom de *sclérème ;* mais cet article ne contient rien de nouveau, soit comme fait, soit comme idée.

M. Gintrac, de Bordeaux, dans sa *Pathologie* (2), a donné un résumé assez complet des observations de sclérodermie ; mais il n'a essayé aucune hypothèse sur la nature de cette maladie.

Nous avions déjà commencé notre travail lorsque M. Villemin, du Val-de-Grâce, a publié le fait suivant :

OBSERVATION XXVI.

Cornil, né à Varennes, canton de Lille, 21 ans, n'a pas quitté son pays natal avant d'entrer au service. Forte constitution, tempérament sanguin, variolé à l'âge de 10 ans, n'a jamais

(1) *Guide du médecin praticien*, t. V, p. 318.
(2) *Pathologie interne*, t. V, p. 275.

été malade et ne semble être en possession d'aucune indisposition morbide héréditaire.

Il y a un an, éruption bornée à la face, avec rougeur intense et desquamation. Cette affection, qu'il qualifie de boutons, aurait duré un mois, accompagnée de vertiges et d'éblouissements. A cette époque il s'aperçut d'une certaine roideur de la peau du cou et de la face. Traité pour un érysipèle chronique, il lui fut administré des bains sulfureux et de son.

Devenu soldat en août 1863, il entre à deux reprises différentes à l'hôpital ; il y est traité par des bains sulfureux et par des onctions grasses. Enfin, il vient dans notre service au Val-de-Grâce, le 20 janvier 1864.

Couleurs fraîches et vermeilles, peut-être un peu exagérées et qui s'étendent aux parties du cou exposées à l'air. Lorsque le malade a une expression calme, on ne remarque à la vue rien d'anormal dans l'aspect extérieur ; mais au toucher les téguments de la face du cou offrent une résistance et une dureté insolites. La peau semble épaissie ; elle a perdu sa souplesse, son extensibilité et sa mobilité ; on ne peut la faire glisser sur les parties sous-jacentes, ni la plisser avec les doigts. La pression la plus forte ne laisse persister aucune empreinte ; il n'y a pas d'œdème.

Cet état est surtout prononcé aux pommettes et aux joues ; il s'étend au front qui ne se ride plus. Les paupières, si minces et si souples à l'état normal, sont tendues, dures et sans plicature, ce qui empêche la maladie d'agrandir la fente palpébrale. La peau du nez est moins mobile ; celle des lèvres offre peu de changements ; le sillon naso-labial établit la limite entre l'induration à son degré maximum, et la souplesse presque normale des parties qui environnent la bouche. Aucun changement dans les muqueuses de la bouche ni de la langue. Avec cette modification des tissus, le rire est comme inachevé. Le sclérème est surtout prononcé au cou ; c'est la gêne des mouvements de rotation de la tête qui a attiré l'attention du malade. Pour peu qu'il fléchisse la tête, la peau du côté opposé devient tendue, surtout au niveau du sterno-mastoïdien, et du bord du trapèze. En même temps la face et le cou deviennent rouges du même côté, si la flexion se maintient pendant quelques instants. Cette rougeur est vermeille, non cyanotique; elle s'efface sous la pression des doigts pour reparaître ensuite. On ne remarque aucune saillie de veine.

L'induration cutanée diminue graduellement jusqu'au nombril. En arrière, dureté fort sensible, surtout lorsqu'on fait porter les bras du malade un peu en avant. Dans cette attitude la peau devient rouge.

Le sclérème se prolonge sur le siége et les parties antérieures et externes des cuisses; mais il est peu accusé; les jambes sont épargnées; les membres supérieurs faiblement atteints, mais d'une façon assez sensible aux régions externe du bras et interne de l'avant-bras.

Ce qui caractérise cette singulière affection, c'est la perte de souplesse, de mobilité, d'élasticité de la peau et du tissu cellulaire sous-cutané. Le derme paraît trop court, trop exigu pour se prêter aux mouvements d'élongation des parties qu'il recouvre. Les couches sous-dermiques semblent rigides et comme immobilisées par des adhérences solides avec les tissus sous-jacents. Dans certaines positions la peau paraît plus mobile, mais on voit facilement que le mouvement qu'on lui imprime tient au relâchement des muscles.

L'induration est répandue uniformément; la transition insensible entre les régions malades et les régions saines. Pas de douleur, mais de la gêne et de la roideur; le jeu des articulations est libre; pas de trouble dans la calorification, ni dans la sécrétion cutanée; sensibilité normale.

Le repos diminue, mais par l'exercice; la face devient vultueuse; étourdissements, éblouissements : après cela la peau devient plus dure.

Une saignée de 350 grammes, puis purgatifs salins deux fois par semaine; iodure de potassium, 1 gramme; en deux mois il y avait une amélioration sensible, mais le malade, ennuyé, quitte l'hôpital; il sort le 25 avril.

Si nous faisons le relevé des observations de sclérodermie, nous trouvons 26 observations; sur ces

26, il faut en retrancher 4, qui ne sont peut-être pas très-concluantes; les 22 autres me paraissent très-exactes. A l'occasion de l'observation du D^r Fœrster, on a élevé quelques objections, parce que l'induration aurait eu pour point de départ un ulcère de la jambe; mais l'observation ne dit nullement que l'ulcération ait précédé l'induration, et nous croyons qu'il est beaucoup plus naturel de regarder l'induration comme primitive, et l'ulcération comme secondaire, puisque, le premier ulcère guéri, nous voyons le malade rentrer à l'hôpital pour une induration généralisée, sur laquelle surviennent des ulcérations superficielles; il est donc possible que la maladie ait débuté par une légère induration que le malade n'avait même pas remarquée, jusqu'au jour ou survint le premier ulcère.

En recherchant les faits de sclérodermie, nous avons été assez heureux pour nous procurer l'observation suivante que nous devons à l'obligeance de notre excellent ami, le Dr Panas, chirurgien des hôpitaux. Ce fait sort un peu de la description ordinaire, surtout à cause de la forme de l'induration qui se présentait sous l'aspect de bandes fibreuses, comparables à du tissu cicatriciel.

OBSERVATION XXVII.

Le 19 septembre 1864, entre, salle Saint-Augustin, hôpital de la Pitié, la femme X....., 51 ans, blanchisseuse, demeurant rue Cuvier. Cette femme a eu une pneumonie il y a quinze ans, et une attaque de rhumatisme non fébrile il y a vingt ans.

4

Elle a eu trois enfants, dont le dernier il y a six ans. Cette femme a eu assez souvent des attaques d'hystérie. Quant à sa profession de blanchisseuse, elle ne l'exerce que depuis quatre ans. Cette malade fait remonter sa maladie actuelle à quinze jours seulement. Un jour, ayant couru, elle eut très-chaud; son corps était couvert de sueur, et elle se refroidit à la suite de cette transpiration.

Le soir même, ou le lendemain, elle éprouva une certaine gêne sans douleur réelle dans les mouvements de la tête; et, à partir de ce moment jusqu'à son entrée à l'hôpital, la gêne des mouvements et la tension de la peau ont été en augmentant, et cependant les autres fonctions n'ont été nullement troublées.

État actuel:

Toute la peau du cou est dure, luisante, tendue; les plis naturels de flexion du cou ont disparu. Lorsqu'on fait porter la tête en arrière, il se dessine des espèces de brides longitudinales, qui s'appellent les brides de tissu cicatriciel.

La coloration de la peau est normale. Les saillies tégumentaires, papillaires ou folliculaires, ne sont ni plus ni moins développées. La consistance de la peau est notablement altérée; on croirait toucher un cadavre congelé, ou encore celle d'un cancer ligneux de la peau des mamelles.

La pression la plus forte ne laisse pas la moindre empreinte; il est impossible d'obtenir la moindre dépression.

L'induration avait envahi chez notre malade le bas du visage, le haut de la poitrine; s'étendait jusqu'au milieu du dos, et comprenait les membres supérieurs presque jusqu'au poignet.

L'induration de la peau limitée au cou, où elle avait débuté, a envahi de haut en bas les autres parties; on ne peut donc pas savoir où elle s'arrêtera.

La sensibilité de la peau ainsi indurée n'est pas émoussée. Lorsqu'on presse sur la peau, on ne fait pas souffrir la malade; mais, si on cherche à augmenter l'extension de la peau, la douleur est très-nette.

Cherchant à modifier les éléments contractiles du derme,

M. Panas fit faire à la malade des électrisations vigoureuses avec la brosse métallique.

Après chaque séance d'électrisation, la peau devenait très-rouge, très-vasculaire et paraissait moins dure, et un peu plus extensible; mais M. Panas fut obligé de quitter le service, sans savoir ce qu'était devenue la malade.

(

CHAPITRE II.

SYMPTÔMES.

L'analyse des observations que nous venons de rapporter peut nous permettre de donner une description assez complète des différents symptômes de la sclérodermie.

Le signe caractéristique, noté par tous les observateurs, consiste dans cette dureté de la peau, qui ne peut se comparer avec aucun autre état morbide ; cette induration n'est pas celle de l'œdème ni de l'inflammation, elle donne une sensation analogue à celle d'un parchemin ; lorsqu'on presse fortement sur les téguments, il est impossible d'y laisser la dépression du doigt ; si l'on veut saisir la peau, on ne peut pas y parvenir.

Les plis et les sillons de la peau disparaissent presque complétement, et la peau prend une aspect qui a été comparé à celui d'une statue de marbre ou de cire.

L'induration de la peau présente une telle résistance qu'il est très-difficile d'enfoncer une épingle ; Curzio a noté que, voulant faire une saignée à sa malade, la lancette plia avant de traverser la peau.

Outre l'induration, la peau présente un phénomène fort curieux, qui consiste dans un changement de coloration. Si dans plusieurs observations nous trouvons la peau comme ayant sa couleur normale ;

dans d'autres on la désigne comme étant décolorée,
pâle, jaunâtre, grise, jaune, parsemée de taches
brunes ou rouges ; mais la couleur la plus curieuse
est certainement la coloration brune que nous
trouvons indiquée, pour la première fois, dans l'observation de M. Putégnat.

On peut facilement se figurer combien ces changements de coloration ont paru bizarres aux observateurs par les nombreuses comparaisons à l'aide
desquelles ils ont cherché à rappeler leurs impres-
sions. Ainsi Thirial a comparé la peau de ces malades
à de la cire ou à de la pierre ; Rilliet, à celle d'un
cadavre congelé ; M. Bouchut, à du marbre ; M. Putégnat, à de la basane ; Forget, aux têtes desséchées
que les voyageurs rapportent des climats méridionaux.

Cette coloration anormale est ordinairement la
même sur toutes les parties malades, mais souvent
le visage présente une teinte plus foncée que les
autres parties du corps.

Les taches brunâtres ou rouges que l'on trouve
sur les parties indurées doivent être divisées en
deux classes différentes, les unes se présentant sous
la forme de plaques assez étendues, rougeâtres ou
violettes, ne changeant pas d'aspect à la pression,
et pouvant siéger sur toutes les parties du corps,
mais peut-être plus particulièrement sur les parties
osseuses ; les autres, beaucoup plus petites, d'une
coloration beaucoup plus rouge, de l'étendue de
1 à 2 lignes, disparaissant sous la pression du

doigt et semblant produite par des dilatations vasculaires (Dr Nordt).

Cette distinction nous paraît très-importante, parce que les plaques de la première catégorie peuvent devenir le siége fréquent d'ulcérations qui ont une physionomie toute spéciale ; elles sont très-petites, très-superficielles et ne donnent pas lieu à une suppuration bien franche. La peau devient humide, l'épiderne se soulève, se détache, et l'ulcère est produit ; après un certain temps, la sécrétion séreuse se supprime, la partie devient sèche, et à la place de l'ulcération il reste une petite surface blanche, lisse et déprimée.

Quant aux taches de la seconde catégorie, en général très-petites sur le tronc ou sur la face, elles peuvent se présenter sous un aspect tout différent aux mains et surtout aux doigts, elles peuvent à cette région présenter une étendue plus considérable et varier très-rapidement de couleurs ; devenir d'un noir foncé après avoir été simplement violettes ; présenter, en un mot, ce que M. Raynaud a étudié sous le nom d'*asphyxie locale*. Dans les observations que nous avons réunies, nous ne trouvons aucun malade ayant présenté ce caractère ; mais, d'après une observation qui nous a été communiquée par notre excellent collègue, M. Raynaud, et que nous ferons connaître au chapitre du Diagnostic, nous croyons ces faits excessivement possibles, quoique cependant très-rares.

L'induration peut envahir toutes les différentes

parties du corps, on l'a notée cependant plus particulièrement dans la moitié supérieure du tronc.

Dans la majorité des cas, la sclérodermie a débuté par le cou, par les épaules, les parties supérieures de la poitrine, mais M. Grisolle l'a vu débuter au pli du bras ; Forget, autour des articulations ; Rilliet, par le bord cubital de l'avant-bras et par l'épigastre ; M. Pelletier, par de la roideur dans l'articulation tibio-tarsienne.

Lorsque la sclérodermie envahit le tronc, il est rare que l'on trouve une limite bien tranchée entre les parties malades et les parties saines ; l'induration diminue et se perd insensiblement. Mais aux membres, la distinction est beaucoup plus nette, et l'on voit souvent une espèce de bracelet qui marque nettement la limite.

On a vu rarement l'induration occuper la peau du creux axillaire, dans toutes les observations où les bras et le tronc étaient pris, on signale l'aisselle comme intacte ; il en est de même pour le pli de l'aine.

L'induration cutanée se présente sous des formes très-diverses, souvent elle offre l'aspect de plaques plus ou moins étendues siégeant sur la face antérieure de la poitrine ou sur les faces latérales ; d'autres fois elle entoure tout le tronc comme un corset trop étroit, comme une enveloppe de carton ou comme l'étui des coléoptères ; au cou, l'induration, par son étendue, a donné la sensation d'un carcan, ou a formé des espèces de brides plus ou moins saillantes; sur les membres elle peut les envelopper entièrement, ou former soit des bracelets soit des brides comparables à des cicatrices longitudinales.

A la face, l'induration enlève toute espèce d'expression, on croirait, sauf le mouvement des yeux, regarder une statue.

L'induration ne présente pas toujours une intensité égale dans toute son étendue, ainsi elle a été notée comme plus considérable aux côtés externes des membres, aux mamelles, à la nuque; mais nous n'attachons pas une grande importance à ces différences qui n'offrent rien de fixe.

La peau, occupée par l'induration, présente aussi un caractère tout particulier et qui joue un grand rôle dans les symptômes qui nous restent à indiquer. Elle est atteinte de rétraction, elle semble devenir trop étroite et comprimer les parties souscutanées. Cette rétraction est quelquefois assez considérable pour amener une sorte d'amaigrissement des malades, la rétraction peut arriver à un degré tel qu'elle a pu atrophier les glandes mammaires, et dans un cas on voyait l'aréole restée molle faire une forte saillie autour du mamelon.

Lorsque la peau indurée est le siége de rétraction, elle paraît amincie, ainsi que l'ont signalé plusieurs auteurs; mais Thirial et M. Natalis Guillot ont cependant vu, dans un cas, l'induration s'accompagner non de tuméfaction, mais d'une certaine turgescence. Cet état particulier existait à un tel degré chez la malade de M. Natalis Guillot, que percutant sur les seins, on avait une sonorité, qui fit croire à un emphysème sous-aponévrotique.

L'induration laisse souvent une portion de membre intacte ; ainsi on la verra occuper le tronc, le cou, les épaules, s'arrêter au moignon de l'épaule pour venir envelopper les deux avant-bras, en laissant les mains intactes.

L'induration et la rétraction de la peau apportent souvent une gêne considérable dans les mouvements ; les bras ne peuvent pas s'élever au delà d'un certain angle, ou ne peuvent se rapprocher complétement du corps ; l'avant-bras peut se placer dans la pronation, mais il ne peut accomplir le mouvement de supination, à cause de la rétraction de la peau du pli du coude. La tête ne pourra, dans un cas, exécuter aucun mouvement ; dans d'autres, la flexion et l'extension seront très-faciles, et la rotation presque impossible. La peau du cou a pu, dans un cas, présenter un degré assez considérable d'induration pour rendre les mouvements d'élévation du larynx très-difficiles.

Comme nous l'avons dit plus haut, l'induration fait disparaître les plis et les divers sillons de l'enveloppe cutanée ; aussi, lorsque la face est le siége de la sclérodermie, la physionomie prend une expression toute particulière, que Thirial, le premier, avait comparée à un masque de marbre ou de cire. Les malades ne peuvent pas ouvrir la bouche, les mouvements de mastication deviennent doulou-

reux , la prononciation de certaines lettres très-
difficile. Les paupières, devenues dures comme du
carton, perdent ces nombreux plis qui rendent le
clignement si facile, et ne peuvent plus s'abaisser
qu'avec un certain travail.

Par suite de la rétraction de la peau, on voit les
lèvres diminuer de longueur, se tendre sur les arcades dentaires et empêcher le malade de fermer
complétement la bouche. Chez certains sujets, le
rire était encore possible, chez d'autres au contraire
un sourire commencé se transformait en grimace.

Chez le malade de M. Bouchut, la sclérodermie
avait atteint les bourses et la verge, ce qui rendait
les érections douloureuses.

Lorsque les doigts sont envahis, ils deviennent
durs, blancs, roides, non flexibles, et ressemblent à
des doigts atteints de panaris ; ils sont quelquefois
fléchis, ils prennent un aspect crochu , mais qui
tient souvent à la rétraction de la peau de la main.
Il est rare de trouver la rétraction à un même degré
sur les différentes parties de cet organe ; ainsi la
paume de la main est souvent plus rétractée que la
face dorsale, et c'est à cette particularité que l'on
doit, dans un grand nombre de cas, la flexion des
doigts, que nous venons de signaler. Il en est de
même pour les pieds, dont les orteils sont quelquefois assez fléchis pour empêcher la marche.

En parlant des divers degrés d'intensité de sclérodermie, nous disions qu'elle avait été signalée
comme plus considérable au niveau des articula-

lations ; dans ces cas, l'induration peut parvenir à un tel point que les mouvements ne pouvant plus s'effectuer, les articulations semblaient être atteintes d'ankylose.

Dans deux observations, l'induration avait envahi la langue ; chez une des malades, il y avait un peu de gonflement, chez l'autre le volume était normal ; l'altération de cet organe gênait beaucoup la prononciation, et la malade ne pouvait remuer la langue «sans craindre, disait-elle, de la casser. »

Lorsque la rétraction cutanée est très-considérable, il est presque impossible d'imprimer des mouvements aux masses musculaires, comme celles de l'avant-bras ou du mollet. Cette impossibilité d'obtenir des mouvements a fait admettre par quelques auteurs, que l'induration s'étendait jusqu'aux parties profondes des membres. Lorsque nous parlerons de la nature de la maladie, nous chercherons à élucider cette question ; nous pouvons déjà dire que ce symptôme peut s'expliquer par l'induration de l'enveloppe cutanée, qui forme un véritable étui incompressible.

Malgré ces altérations curieuses de la peau, on ne voit survenir le plus ordinairement aucun phénomène morbide sérieux. Cette absence de lésions générales n'avait nullement échappé aux premiers médecins qui furent à même d'observer la scléro-dermie.

On ne voit pas de fièvre, les malades n'offrent

aucune oppression, aucune irrégularité dans les battements du cœur ; et, phénomène encore plus bizarre, dans la majorité des cas, les fonctions de la peau ne sont pas changées ; la sensibilité est conservée et n'est nullement émoussée, la température est normale, la transpiration persiste ; la peau n'est le siége d'aucune douleur, d'aucune cuisson, d'aucun picotement.

Cependant il faut dire que Rilliet, chez sa première malade, a observé un refroidissement notable de la peau, qui a persisté pendant deux jours ; que Curzio a noté un abaissement de température pendant toute la durée de la maladie ; que Fantonetti, malgré l'emploi des bains de vapeurs, ne put obtenir de transpiration et que, dans un cas, on a signalé un prurit assez intense sur toutes les parties indurées.

Les fonctions digestives s'effectuent régulièrement ; la sécrétion urinaire n'est pas exagérée et on n'y a jamais trouvé ni albumine, ni sucre.

Le pouls ne prend pas un caractère particulier, car nous le voyons désigné comme imperceptible, profond, dur, accéléré, etc. etc. Quoique plusieurs observateurs aient signalé la disparition des veines sous-cutanées, la circulation veineuse n'est pas altérée, car il survient rarement de l'œdème, tenant à un arrêt de circulation ; cependant Thirial a noté dans sa 3ᵉ observation l'infiltration œdémateuse des doigts, et M. Putégnat a signalé le même phénomène sur les pieds de son malade.

Disons, pour être complet, que Rilliet, chez sa petite malade, a signalé un épanchement dans le péritoine, dans la plèvre droite et dans le péricarde ; mais ces complications disparurent vite et n'amenèrent rien de fâcheux pour cette enfant.

Malgré cette intégrité générale des grandes fonctions, il faut dire cependant que les pauvres malades perdent un peu de leurs forces, deviennent anémiques, et que, sans qu'il soit possible d'assigner une cause de dépérissement, ils arrivent insensiblement à un véritable degré de marasme.

CHAPITRE III.

DÉBUT, MARCHE, DURÉE, TERMINAISONS, PRONOSTIC.

Il est très-difficile d'exposer d'une façon nette le début de la sclérodermie ; un grand nombre d'observations ne contiennent que très-peu de renseignements à ce sujet. On trouve noté avec grands détails l'état présent du malade, qui reste quelque temps en observation, puis quitte l'hôpital souvent sans grande amélioration et on n'en entend plus parler. Il est impossible qu'il en soit autrement avec une maladie de longue durée, sans accidents généraux ou locaux sérieux réclamant des soins suivis ; le malade, lassé de cet état persistant et du peu d'efficacité des remèdes, sort et cherche ailleurs d'autres soins.

Le plus souvent les malades sont pris de gêne et de roideur dans une certaine partie du corps, les mouvements deviennent difficiles et douloureux ; un sentiment de tension envahit toute la région, et en y portant la main, les malades s'aperçoivent d'une dureté anormale de la peau.

Cette forme de début est fort lente ; il se passe quelquefois plusieurs semaines et plusieurs mois entre la gêne des mouvements et l'apparition de la roideur de la peau.

Dans d'autres cas, le début a été précédé depuis plusieurs mois de trouble dans la santé ; les malades ont vu leurs règles se supprimer, ont éprouvé un sentiment de malaise général et ont vu survenir la tension et la roideur cutanées dans des régions qui avaient été le siége, depuis plusieurs mois, de douleurs passagères, considérées trop souvent comme rhumatismales.

Chez certaines femmes, la sclérodermie avait été précédée d'éruptions phlycténoïdes ou pemphygoïdes, de petites ulcérations sur les doigts et sur les membres, qui ont été envahis par l'induration.

Mais nous trouvons, dans les observations recueillies par Rilliet, deux formes de débuts excessivement rares, et fort curieuses : la première malade, âgée de 9 ans, « s'était plainte subitement d'une violente douleur à l'épigastre, accompagnée de palpitations très-intenses ; le pouls était monté à 180, et en même temps on constatait que toute la région épigastrique était dure, rénitente, mate, formant comme une plaque solide enchâssée dans les parois de l'abdomen. » La seconde malade, souffrante depuis cinq mois, avait été prise d'une douleur crampoïde, occupant le bord cubital de l'avant-bras droit ; peu après il était survenu de la roideur et de la gêne dans les mouvements, et après deux mois de douleurs persistantes, la malade, en examinant sa peau, la trouva un peu dure et parsemée de taches blanches et rouges.

La sclérodermie peut encore débuter d'une autre manière plus rapide ; nous en trouvons des exemples dans les observations de M. Bouchut et de Henke.

Dans la première, nous voyons un homme qui, étant
en sueur, se place dans un corridor très-froid où il
reste plusieurs heures ; le lendemain il ne pouvait
plus remuer que très-difficilement la tête et le cou.
Dans la seconde, il s'agit d'une jeune fille qui, étant
en transpiration, se couche le cou et les épaules
nus sur de l'herbe fraîchement coupée ; elle reste
endormie pendant deux heures, et à son réveil elle
ressent une roideur qui empêche les mouvements
de la tête et les rend douloureux.

Il serait facile de signaler d'autres particularités
sur le début de la sclérodermie ; mais nous croyons
avoir suffisamment montré que l'on pouvait admettre un début lent et un début rapide.

En parlant des symptômes, nous disions que la
sclérodermie avait surtout débuté par les parties
supérieures du corps ; ce relevé a été fait exactement par M. Gintrac, mais il ne comprend pas tous
les faits connus actuellement ; cependant il est assez concluant. Ainsi nous voyons l'induration débuter cinq fois par le cou ; une fois par la face, par
le cuir chevelu, par le bras, par le pli du bras, par
l'avant-bras et par les doigts ; dans un cas, par l'é-
pigastre qui peut être considéré comme la limite
entre les parties supérieures et les parties inférieures ; et chez un seul malade, par la jambe. Si, à
ce tableau, nous ajoutons les faits qui ont été pu-
bliés depuis l'ouvrage de M. Gintrac, nous trouvons
le même résultat ; ainsi pour un seul fait, celui du
D^r Fœrster, dans lequel la sclérodermie a débuté

par la jambe, nous voyons six malades qui ont été
pris par le cou, par la face et par les extrémités
supérieures.

L'intensité de la sclérodermie ne se présente pas
de suite à son maximum ; débutant simplement par
une légère tension, elle augmente insensiblement
et arrive à produire cette constriction douloureuse
dont nous avons parlé. Cet accroissement peut se
faire ou rapidement ou très-lentement ; chez les
malades de Henke et de M. Bouchut, nous voyons
la peau parvenir à son summum de rigidité en
quatre jours, tandis que chez beaucoup d'autres
malades elle n'y arrive qu'en plusieurs semaines et
quelquefois en plusieurs mois.

La sclérodermie peut occuper, dès le début, une
grande étendue du corps ; mais en général il n'en
est pas ainsi. « L'affection, dit M. Follin, à l'article
Sclérome cutané (1), débute par un point circonscrit
de la peau sous la forme d'une petite tache blan-
châtre plus dure que les parties voisines. Des plaques
analogues se multiplient bientôt et une surface plus
ou moins grande des téguments finit par être envahie. » Cependant il ne faut pas croire que si les
deux bras ont été atteints, l'un après l'autre, par la
sclérodermie, on trouvera sur le tronc une ligne indurée conduisant d'un bras à l'autre, nullement ;
mais si le bras droit présente une plaque de sclérodermie, on verra une plaque de même nature ap-
(

(1) *Traité élément. de pathologie externe*, t. II, p. 65.

paraître d'emblée au bras gauche, et la lésion marchera alors également aux deux bras.

Nous ne saurions trop appeler l'attention sur cette symétrie que présente l'envahissement de la sclérodermie.

Dans les observations que nous avons rapportées en commençant ce travail, il n'y a pas un malade dont un membre seul ou même un côté seul du corps ait été atteint par l'induration ; chez tous, les parties symétriques du corps ont été envahies alternativement ou en même temps. Ainsi, dans la 3e observation de Thirial, l'induration siégeait à la tête ; elle s'arrêtait assez brusquement à la limite de la région malaire et laissait intacte toute la partie médiane de la face, depuis le sommet du front jusqu'à la fossette du menton. Chez le malade du Dr Fœrster, la sclérodermie avait débuté autour d'un ulcère placé à la partie inférieure de la cuisse droite ; après avoir envahi la jambe et le pied du même côté, elle était apparue subitement à la cuisse gauche, et de là avait envahi le membre en totalité. Dans la 2e observation de Rilliet, la maladie fut limitée exactement aux deux membres supérieurs ; elle débuta par une douleur crampoïde au niveau du bord cubital droit, puis elle envahit jusqu'au tiers inférieur du bras où elle se limita ; quand « au bras gauche la maladie a suivi exactement la même marche » (1). Nous pourrions multi-

(1) *Revue médico-chirurg.*, 1848, p. 80.

plier les preuves de cette disposition que nous indiquons et que nous croyons très-importante.

Quant aux plaques rougeâtres, ne changeant pas de couleur à la pression, elles n'ont rien de fixe dans leur apparition ; quelquefois elles se forment dès le début de l'induration, occupent la partie antérieure du cou, le dos, la face, et persistent pendant toute la durée de la maladie sans aucun changement; chez d'autres malades ces taches disparaissent pour se représenter quelque temps après; mais elles sont assez caractéristiques et diffèrent complétement de cette coloration rouge que prend la peau lorsqu'il se fait un travail de gangrène par compression.

Outre ces plaques, qui sont en général disséminées sur le corps, nous avons vu que la peau prenait souvent une teinte générale brunâtre ayant pu dans un cas être comparée à de la basane.

Thirial n'avait constaté chez ses deux jeunes filles qu'une coloration blanche comparable à de la cire mais ne présentant rien d'extraordinaire; Forget, au contraire, chez sa malade et chez celle de M. Grisolle, avait constaté une teinte brune presque générale ; il en avait été de même chez le malade de M. Putégnat, aussi Thirial crut pouvoir décrire deux sortes de coloration de la peau. L'une sans chanment de couleur et sans autres altérations de l'enveloppe cutanée, l'autre où viennent se joindre des phénomènes morbides accessoires ou variables, tels que coloration brunâtre, sécheresse qui donne à la peau l'aspect du parchemin. Pour lui la variété blanche représentait le premier degré, et la coloration brune une période plus avancée (1).

Il nous est difficile d'admettre cette opinion, car la coloration brunâtre devrait toujours se présenter lorsque la sclérodermie dépasse une certaine limite de temps ; or nous avons vu que, chez plusieurs sujets, malades depuis fort longtemps, la peau n'avait nullement présenté cette coloration brunâtre, tandis que chez d'autres, dès le début de la sclérodermie, on avait constaté cette teinte foncée de la peau.

En nous appuyant sur ces faits, nous croyons pouvoir éloigner l'ancienneté de la maladie comme étant cause de ces divers degrés de coloration, tandis que nous en trouvons une raison bien plus sérieuse dans l'âge des malades et dans l'état de leur santé générale.

Ainsi, chez les deux jeunes filles de Thirial, chez celles de Curzio, de Rilliet, du Dr M. Donnel, de Gillette, dont la plus âgée avait 21 ans, nous voyons la peau signalée comme ayant sa coloration normale, tandis que la teinte brunâtre a été notée chez la malade de Fantonetti, âgée de 30 ans, chez celle de Forget, 33 ans, de M. Putégnat, 65 ans, du Dr Nordt, 36 ans, etc.

Voici pour l'âge des malades, examinons leur santé générale et nous verrons que son influence est assez nette ; ainsi, la malade du Dr Nordt est une

---

(1) *L'Union médicale*, 1847.

femme de 36 ans, «dont le cou est brun; la région mammaire, plus brune que cette teinte, va en augmentant d'intensité vers les aisselles et l'abdomen qui sont comme bronzés ; » en cherchant les antécédents, nous trouvons une femme dont la mère est morte poitrinaire, qui est prise à 20 ans de douleurs rhumatismales persistant pendant 18 mois, qui à 27 ans a un enfant qu'elle allaite, puis qui est reprise de douleurs assez intenses pour l'empêcher de travailler, et c'est dans cet état que survient la sclérodermie. Il en est de même pour le malade du Dr Fœrster, il n'a que 22 ans et cependant tous les points affectés par l'induration prennent une teinte foncée, mais cet homme est dans un tel état de dépérissement qu'il meurt phthisique un an après le début de sa maladie.

Dans le chapitre précédent, nous avons distingué deux classes de taches rouges, la première contenant ces plaques rougeâtres assez étendues ne s'effaçant pas sous le doigt; la seconde comprend ces petites taches plus rosées ou plus violettes; elles n'ont rien de fixe dans leur apparition et changent, ainsi que nous l'avons dit, souvent de coloration; dans une de nos observations, nous les trouvons désignées sous le nom de petites dilatations vasculaires.

Si nous cherchons à étudier la succession des symptômes de la sclérodermie, nous verrons qu'il est presque impossible d'en préciser la marche; les malades sont pris ou subitement ou très-lentement de gêne dans les mouvements; cette roideur augmente, la peau perd sa souplesse, devient résistante, se couvre en même temps de rougeurs sur une étendue plus ou moins considérable, prend quelquefois une teinte foncée, puis, parvenue à un certain degré d'induration, elle reste stationnaire.

M. Lasègue (1) est entièrement de cet avis, aussi nous empressons-nous de citer textuellement les phrases de ce savant médecin :« L'induration acquiert vite une intensité suffisante pour ne pas laisser d'hésitation, et à partir du moment où elle est devenue bien caractéristique, elle subit plutôt des oscillations nombreuses qu'elle ne se prête à une transformation véritable ; dans les cas nombreux où on a suivi longtemps les malades, on constate que le sclérème reste presque indéfiniment stationnaire. »

Cet état stationnaire peut énormément varier de durée, mais cependant il n'a jamais été moindre de trois mois et a pu dépasser trois ou quatre ans. Ainsi, chez le malade de M. Bouchut, chez la troisième malade de Thirial, chez celle de Rilliet, l'induration a mis trois mois à disparaître. Chez celle de M. Grisolle, il y avait à peine de l'amélioration deux ans après le début de la maladie ; dans le fait du Dr Arning, la malade conservait encore la troisième année de la roideur et de la dureté des membres.

(1) *Archives gén. de méd*, 1861, p. 733.

Ces chiffres suffisent pour montrer l'impossibilité de fixer un terme quelconque à la sclérodermie ; mais cependant nous allons essayer de rechercher quelle a été la terminaison la plus fréquente.

Sur les **22** observations non douteuses, nous en trouvons 10 qui ne contiennent aucun renseignement ou qui indiquent que la maladie était toujours au même degré à la sortie des malades. Quant aux 11 restantes, il y a 8 guérisons et 3 morts ; les malades guéris sont le malade de M. Bouchut, la première jeune fille de Rilliet, la troisième de Thirial, celle de Fantonetti après trois mois, celle de Gillette après six mois, la seconde de Thirial et celle de Curzio après un an ; quant à la malade de Henke, l'observation se termine en disant que l'induration cessa graduellement. Les trois malades morts sont la malade du Dr Pelletier et les malades des Drs Putégnat et Fœrster.

Ces trois morts ne sont pas survenues dans les mêmes conditions : ainsi le malade du D^r Fœrster est mort de tubercules pulmonaires, qui existaient antérieurement à la sclérodermie, les deux autres ont succombé dans un état de marasme dont nous parlions quelques pages plus haut, et qu'il nous paraissait presque impossible d'expliquer.

Nous ferons remarquer que ces deux cas de mort sont survenus chez les deux seuls malades ayant dépassé 60 ans ; et si nous voulions accepter les observations publiées par M. Pierquin, sous le nom de *Phlegmasie blanche*, et qu'il a cherché à faire rentrer dans le cadre de la sclérodermie, nous trouverons une malade âgée de 72 ans qui a succombé également; mais il faut dire que le traitement auquel a été soumis ce vieillard a peut-être hâté la terminaison fatale.

Le D* Auspitz a publié, dans le *Journal de médecine de Vienne*, une observation de sclérodermie chez un jeune homme de 22 ans qui fut pris d'albuminurie et succomba à des accidents urémiques. Nous aurions vivement désiré nous procurer les détails de ce fait excessivement intéressant, suivi d'une autopsie faite avec le plus grand soin, mais il nous a été impossible de trouver à Paris ce journal viennois, et nous avons été obligé de nous en tenir à la courte analyse donnée dans la *Gazette hebdomadaire* (1).

Ainsi, en ajoutant ce cas, malheureusement incomplet, nous avons 23 observations de sclérodermie, qui contiennent 8 guérisons, 10 faits sans renseignements et 4 morts. D'après la marche suivie par la sclérodermie dans les 8 cas de guérison, nous pouvons croire que sur les 10 faits sans conclusions, la guérison a dû être la règle et la mort l'exception. Ce qui nous confirme dans notre opinion, c'est que chez les deux vieillards morts dans le marasme, la terminaison fatale est survenue chez la malade de M. Pelletier en deux ans, et chez le malade de M. Putégnat en

____

(1) *Gazette hebdom* , p. 230, 1er avril 1864.

un an ; quant aux deux jeunes gens, chez le premier, les tubercules ont pris une marche aiguë qui l'ont enlevé en un an, et chez le second l'albuminurie s'est manifestée six mois à peine après l'apparition de la sclérodermie.

Malgré ces faits, nous n'osons pas croire à un pronostic aussi bénin que l'ont admis Forget et Gillette ; nons pensons que la sclérodermic survenant rapidement chez des sujets bien portants se terminera par la guérison, lentement, il est vrai, mais enfin par la guérison ; tandis que, survenant chez des vieillards ou chez des individus dans de détestables conditions générales, la résolution devra être regardée comme fort douteuse, les malades resteront infirmes ou finiront par succomber.

CHAPITRE IV.

ANATOMIE PATHOLOGIQUE.

Nous pourrions presque passer sous silence ce chapitre d'anatomie pathologique, à cause de notre peu de connaissances sur cette partie de l'histoire de la sclérodermie; car la science ne contient que deux autopsies; la première faite par le D^r Fœrster, la seconde par Auspitz, et nous n'avons cette dernière que très-incomplète.

Ces deux autopsies, pratiquées avec le plus grand soin, n'ont malheureusement pas donné tous les renseignements que l'on pouvait espérer, et elles n'ont même pas expliqué d'une manière satisfaisante tous les symptômes sensibles de la sclérodermie; mais, jusqu'à ce que de nouvelles recherches viennent apporter de nouveaux éclaircissements, nous devons accepter les résultats que nous ont donnés ces deux autopsies. Nous chercherons à les augmenter, en nous aidant de la relation d'une dissection d'un doigt, pratiquée par M. Verneuil, et par les observations faites par les chirurgiens, dans le but de soulager les pauvres malades.

Forget, d'après la coloration de la peau, pensait que l'altération avait dû se propager aux couches superficielles du derme, au pigment et peut-être à l'épiderme.

Pour Rilliet, la lésion consiste « dans une induration du derme et du pannicule graisseux, cette dernière résultant de la coagulation de la graisse, qui se serait rapidement figée, comme cela arrive dans les maladies des nouveau-nés, décrites sous le nom d'endurcissement du tissu adipeux, soit peut-être d'un état de congestion de ce tissu avec épaississement des cloisons qui séparent les lobules. »

Chez le malade du D^r Fœrster, la peau ne présentait pas la même épaisseur dans toutes ses parties, mais la structure était partout la même.

La section de la peau était très-difficile et rappelait la sensation du cuir de semelles ; sa rigidité était absolue, et sa dureté pouvait se comparer au bois.

Sur la surface de section, le chorion ne se distinguait pas d'abord du tissu cellulaire sous-cutané ; on n'y trouvait qu'un tissu uniformément blanc, poli, dur et luisant ; mais, en y regardant de plus près, on retrouvait les deux couches.

Il y avait un épaississement, une induration du chorion, qui ne tiendrait qu'au développement excessif de son tissu cellulaire compris entre les aréoles du derme ; au-dessous du derme, se trouvait le tissu cellulaire transformé en une couche résistante, très-analogue au chorion.

Auspitz a constaté de même une hypertrophie du derme, et, lorsqu'on l'examinait avec l'acide acétique, on y découvrait un grand nombre de fibres élastiques ; le tissu cellulaire sous-cutané présentait une hypertrophie analogue à celle du derme.

— Quant aux vésicules graisseuses, chez le malade du D^r Fœrster, on n'en trouvait plus de traces, et chez celui d'Auspitz la graisse était notablement diminuée.

Cette fusion, que le D^r Fœrster a signalée entre le derme et le tissu cellulaire, existait aussi sur le doigt que M. Verneuil a disséqué : « Après avoir divisé les parties molles longitudinalement sur le milieu des faces dorsales et palmaires, et jusqu'aux parties osseuses et tendineuses, je constate, dit cet habile chirurgien, que la peau elle-même n'a pas beaucoup augmenté d'épaisseur, mais qu'elle semble fusionnée avec le tissu cellulaire sous-cutané, de façon à n'en être isolable que par une dissection tout à fait artificielle (1). »

Il faut croire que cette lésion doit être constante, puisque, sur une incision de 4 cent. pratiquée pour remédier à la tension sur l'avant-bras par une plaque indurée, M. Follin a constaté, chez une malade, une grande diminution de l'épaisseur de la peau, *qui s'était fusionnée avec le tissu cellulaire sous-cutané* (2).

Sur le cadavre du D^r Fœrster, les trabécules des mailles du derme étaient épaissies, et les fibres les plus délicates, qui, à l'état normal, supportent des

---

(1) Nous n'avons pas voulu rapporter avec tous les autres faits de sclérodermie l'histoire de la malade dont M. Verneuil a disséqué le doigt ; nous avons préféré, à cause de son importance et du remarquable mémoire de notre savant maître, la faire connaître à l'article *Diagnostic,* dans lequel nous pourrons mieux la faire ressortir.

(2) *Pathologie externe,* t. II, p. 66.

vésicules graisseuses, étaient augmentées de volume.

Auspitz constata, par sa dissection, que l'épiderme était normal ; l'épaisseur du corps de Malpighi n'était point modifiée, mais cette couche présentait le même aspect que chez le nègre ; les parties les plus profondes formaient un cercle noir autour des papilles. — Les noyaux des cellules les plus rapprochées des papilles étaient entourés de granulations pigmentaires d'un brun foncé.

Ce dépôt de pigment diminuait dans les cellules les plus superficielles.

Le D^r Fœrster avait signalé que les capillaires de la peau paraissaient clair-semés ; mais Auspitz, poussant plus loin l'examen microscopique, a reconnu que les troncs vasculaires de la peau, dans une hauteur correspondante à la moitié de l'épaisseur du derme, portaient des disques de pigment brun qui étaient en partie contenus dans les parois mêmes des vaisseaux, en partie accumulés dans le tissu conjonctif voisin.

Les papilles étaient normales, et on put, dans la seconde autopsie, pratiquer une injection très-fine des capillaires du derme qui réussit complétement.

Les glandes sébacées et sudoripares ont été trouvées sur les deux cadavres complétement intactes ; mais, sur celui d'Auspitz, la pigmentation se prolongeait dans le canalicule sudorifère, dans la tunique des poils et dans l'épithélium des glandes sébacées ; cette disposition s'explique par les prolongements de l'épithélium dans ces différents organes.

Le D^r Fœrster a fait la remarque suivante, qui ne manque pas d'une certaine importance, c'est que ce tissu sous-cutané adhérait fortement aux muscles, aux aponévroses, aux tendons, et qu'il n'existait plus de ces couches lâches qui facilitent par leur interposition le glissement des diverses parties des membres.

Les observations microscopiques que nous venons de rapporter ont été faites sur des morceaux de peau de la poitrine, du ventre et du bras; dans ces régions, la peau, comparée au volume du membre ou du tronc, est très-peu considérable, aussi son rôle est-il peu important; il n'en est plus de même pour les doigts, où la peau, par son épaisseur comparée au volume entier du doigt, par ses adhérences destinées à faciliter les mouvements, forme une des parties les plus importantes de cet organe. Aussi croyons-nous que l'altération de la peau d'un doigt pourra avoir une influence beaucoup plus considérable que celle de la peau d'un membre plus volumineux; d'autant plus que dans plusieurs observations nous voyons signaler une gêne persistante dans les mouvements des doigts, à la suite d'attaques de sclérodermie; nous devons donc supposer que la sclérodermie peut s'accompagner de lésions plus profondes.

Nous trouvons une confirmation de cette opinion dans la dissection de M. Verneuil, qui a montré que les ligaments périphériques articulaires étaient rigides, inextensibles, et que les brides cellulo-fibreuses courtes et fortes, étendues d'une surface articulaire à l'autre, établissaient une fausse anky-glose. Les bourses synoviales étaient effacées, les tendons et les anneaux fibreux avaient perdu l'aspect brillant qui les caractérisait.

Quoique les résultats que nous aient donnés ces dissections ne soient pas énormes, ils nous permettent au moins de savoir que les taches brunes plus ou moins foncées sont produites par des dépôts de pigment qu'Auspitz a trouvés dans la profondeur du corps de Malpighi.

Quant à l'immobilité que tous les observateurs ont constatée entre la peau et les parties profondes des membres, elle trouve son explication par cette fusion de la peau avec le tissu cellulaire sous-cutané, et par l'absence de ces couches intermédiaires qui facilitent le glissement des différentes parties des membres entre elles.

(

CHAPITRE V.

ÉTIOLOGIE.

L'étiologie de la sclérodermie est loin d'être parfaite; ainsi M. Lasègue, terminant sa revue critique sur le sclérème, disait : « L'étiologie de la
maladie n'est pas plus solidement assise. » Dans un
grand nombre d'observations, nous ne trouvons
aucune cause dont l'influence ait été bien nette.

Thirial, dans son article de 1846, regardait le sexe
féminin comme exclusivement sujet à cette affection; mais les faits de Strambio et de MM. Bouchut
et Putégnat sont vite venus montrer l'inexactitude
de cette opinion; cependant il faut reconnaître une
beaucoup plus grande disposition chez les femmes
que chez les hommes, puisque sur les 27 observations que nous avons réunies, il n'y a que 6 hommes
observés par Strambio et par MM. Putégnat, Bouchut, Fœrster, Auspitz et Villemin.

Quant à l'âge des malades, il est facile de remarquer qu'il n'a aucune importance, puisque nous
trouvons des enfants de 8 et 9 ans et des vieillards ayant dépassé 60 ans; cependant M. Gintrac a fait remarquer que si la sclérodermie
apparaissait à tout âge, elle était beaucoup plus
fréquente de 20 à 50 ans (1).

Dans son mémoire sur le chorionitis, Forget

(1) *Pathologie interne* t. V, p. 277.

commençait ainsi le paragraphe relatif à l'étiologie : « Une profonde obscurité règne et régnera longtemps peut-être sur les causes du chorionitis. Dans un cas il a paru succéder au rhumatisme, dans l'autre il est apparu vers l'âge critique ; mais l'âge critique et le rhumatisme ne pourraient tout au plus être admis que comme causes occasionnelles ; la cause efficiente nous échappe complétement. »

Dans une maladie aussi obscure que la sclérodermie, l'idée d'une cause rhumatismale devait forcément sourire aux médecins ; aussi, depuis le mémoire de Forget, a-t-on répété partout que la sclérodermie dépendait du rhumatisme, et MM. Rilliet et Barthez, terminant leur article sur le sclérème, disaient que des recherches nouvelles, consolidant cette idée, montreraient que la sclérodermie devait rentrer dans les phénomènes d'une diathèse.

Si nous analysons les 27 observations que nous avons réunies, nous n'en trouvons que 7 dans lesquelles le rhumatisme soit considéré comme cause de la sclérodermie, et encore l'influence du rhumatisme est loin d'être bien nette. Ainsi, dans l'observation de Forget, nous trouvons que « la femme Bruckmann avait toujours joui d'une bonne santé, lorsqu'il y a quelques années, elle commença à souffrir de rhumatismes ; plusieurs articulations se sont gonflées à diverses reprises, et les poignets portent encore les traces des nombreuses applications de sangsues et de ventouses scarifiées. Au-

jourd'hui les deux poignets sont roides et comme
affectés d'ankylose incomplète. »

Chez la femme du Dr Pelletier, la relation de la
sclérodermie et du rhumatisme est peut-être plus
marquée, puisque cette pauvre femme « avait été
souvent affectée de rhumatismes. En 1839, elle
commence à éprouver de la roideur dans le coude
du même côté. Comme elle avait souvent souffert
de la sorte, elle n'y fit pas grande attention ; mais
elle remarqua bientôt une différence dans l'état des
deux articulations ; quand elle souffrait auparavant, elles se gonflaient, tandis qu'alors le contraire
avait lieu. La peau était roide, etc. etc. »

Nous croyons que, dans ces deux cas, nous pouvons admettre le vice rhumatismal chez ces deux
malades, mais, comme le disait très-bien Forget, le
rhumatisme n'est peut-être qu'occasionnel.

En revanche, il nous sera difficile d'admettre du
rhumatisme chez le malade de M. Putégnat, parce
qu'à la suite d'une chute sur l'épaule, il avait conservé une douleur que l'on appelait rhumatismale.

Dans le fait de Fantonetti, sa jeune femme avait
eu un rhumatisme léger dans sa jeunesse, et lorsque
la sclérodermie débuta, cette malheureuse femme
avait eu une scarlatine, avec une convalescence
pénible, elle avait eu quatre grossesses, dont deux
seulement arrivées à terme ; après le dernier accouchement, les lochies coulèrent peu et les cuisses
enflèrent. L'œdème s'étendit bientôt à tout le corps ;
de larges pustules douloureuses se formèrent aux

cuisses, à la poitrine, au dos. Le printemps suivant, cette femme partagea les travaux des champs, et ce fut à cette époque que survint la roideur cutanée. Il nous semble difficile de vouloir faire jouer le moindre rôle au rhumatisme, dans des faits pareils.

Nous dirons la même chose pour la malade du Dr Fiedler, qui était malade depuis dix ans; pour la femme du Dr Nordt, qui avait eu des douleurs vagues dans les épaules, mais qui venait d'accoucher et qui était dans la misère la plus profonde. Pourrions-nous accepter la cause rhumatismale chez la femme du Dr Panas, qui avait eu un rhumatisme *non fébrile* vingt ans auparavant ? Nous ne le croyons pas ; cependant nous n'oserions pas être trop affirmatif, et nous pensons que s'il est impossible de vouloir regarder, comme cause générale de la sclérodermie, le rhumatisme, il se peut que chez un individu rhumatisant, on voie survenir cette curieuse affection de la peau.

M. Lasègue avait déjà fait remarquer que, parmi les antécédents, on rencontrait souvent une sorte d'état cachectique assez vague, et se rapprochant de l'état scrofuleux, se traduisant par des douleurs vagues, mais surtout par des lésions cutanées.

Nous ne saurions trop appuyer cette manière de voir, qui nous paraît être très-exacte ; lorsque nous avons étudié le début et la marche de la sclérodermie, nous avons déjà fait remarquer que le début pouvait être lent et survenir chez des individus malades depuis fort longtemps.

Cet état cachectique, indiqué par M. Lasègue, peut se présenter à des degrés très-divers, et surtout dépendre d'une foule de causes ; ainsi, chez un malade, il dépendra très-nettement d'une constitution scrofuleuse ; chez un deuxième, il apparaîtra à la suite de rhumatismes ; chez un troisième, il pourra dépendre d'une maladie organique , telle que des tubercules ; chez un autre, enfin, on ne pourra l'attribuer qu'à une mauvaise hygiène ou à de mauvais traitements, ainsi que Rilliet l'a constaté chez sa seconde malade.

Cet état cachectique suffit-il pour nous expliquer l'apparition de la sclérodermie ? et ne serait-ce pas plutôt une nouvelle cause occasionnelle et nullement une cause efficiente ? nous ne le croyons pas et nous essayerons de prouver, à l'article *Nature*, qu'il place les malades dans la meilleure condition pour contracter la sclérodermie ; mais il ne nous donne aucune idée sur la manière dont s'effectuent cette rétraction et cette induration cutanées.

Nous trouvons dans plusieurs observations signalées une circonstance dont l'influence a été bien plus nette et ne peut être guère mise en doute ; nous voulons parler de l'action du froid sur une personne en sueur. Cette cause se trouve signalée dans six observations (10, 11, 17, 20, 21, 27) ; les malades, étant en transpiration, se sont placés dans des courants d'air (10) , sont descendus dans une cave (11), ont voyagé à cheval par un temps froid (17), se sont couchés sur de l'herbe fraîche (20), sont sortis de leur lit pendant une nuit très-froide (21).

Quelques heures après leur refroidissement, ils ont senti de la roideur ou de la gêne dans les mouvements des différentes parties de leur corps; puis cet état n'a fait qu'empirer, et en deux ou trois jours l'induration et la rétraction sont arrivées à leur minimum d'intensité. Nous croyons qu'il est difficile de ne pas admettre le froid comme une cause efficiente de la sclérodermie dans toutes ces observations.

Mais, dans plusieurs faits, la maladie a débuté d'emblée sans que l'on puisse supposer l'influence du froid, et même sans qu'il soit possible d'admettre un affaiblissement quelconque dans la santé ; ainsi nous citerons la première jeune fille de Rilliet qui fut prise subitement de palpitations, et sur laquelle M. Pélissier trouva une large plaque indurée, qui avait probablement provoqué ces palpitations.

CHAPITRE VI.

DIAGNOSTIC.

Peut-on confondre la sclérodermie avec d'autres affections ? Nous ne le croyons pas ; il est difficile de trouver une maladie présentant tous les caractères bizarres que nous venons d'étudier.

Si l'on ne connaît pas la sclérodermie, il sera presque impossible de la faire rentrer dans aucune classe de la nosologie, et pour vérifier notre assertion, nous ne saurions trop engager à lire le premier mémoire de Thirial, on y verra toutes les idées qui ont été émises dans le service de M. Trousseau, au sujet de la première malade en 1833. Les opinions les plus invraisemblables furent mises en avant, et aucune ne parvint à réunir les suffrages ; M. Trousseau, tout en ne se prononçant pas, étudia, avec un grand soin, tous les éléments constitutifs et chercha quelles étaient les véritables indications thérapeutiques. Lorsque la seconde malade se présenta à son observation, notre illustre maître sut bien rapprocher le nouveau fait de celui qu'il avait observé dix ans auparavant, mais sans oser se prononcer d'avantage sur la nature de cette curieuse maladie.

En se rappelant l'aspect particulier de la peau, rétractée, indurée, parcheminée, sa coloration générale plus ou moins foncée, suivant l'âge du malade ; les plaques rougeâtres foncées, ne disparaissant pas sous la pression du doigt, sur lesquelles surviennent de petites ulcérations ; et surtout si on retrouve, dans son envahissement, cette symétrie à laquelle nous attachons une si grande importance, parce que, dans tous les faits connus, la sclérodermie a présenté cette disposition ; nous croyons qu'il ne sera nullement difficile de poser nettement le diagnostic et de la distinguer des affections cutanées, telles que la chéloïde et l'ichthyose.

La chéloïde est une tumeur saillante, ordinairement bien limitée, d'une coloration foncée, mais ne présentant pas ce caractère parcheminé de la sclérodermie.

L'ichthyose sera facilement reconnu par la présence des écailles qui sont le signe pathognomonique de cette affection.

En parlant des diverses formes possibles que peut présenter l'induration, nous avons dit que, chez la malade du Dr Panas, la peau présentait des brides comparables aux brides cicatricielles, suite de brûlures ; le moindre renseignement suffira pour éloigner ce diagnostic.

Lorsqu'une affection quelconque se présente avec tous ces signes bien nets, bien réunis, il n'est pas difficile de la reconnaître : mais il n'en est plus de même, si les symptômes sont incomplets ou compliqués de phénomènes tout à fait anormaux : dans ce cas, le diagnostic de la maladie, que l'on croit le mieux connaître, devient difficile et demande de l'attention ; à plus forte raison, lorsqu'il s'agit d'une maladie telle que la sclérodermie.

Cette difficulté de diagnostic peut dépendre de plusieurs raisons ; ainsi il pourra y avoir anomalie dans l'envahissement de l'induration, ou bien les membres seront déformés, parce que la scléroder-mie, par une disposition particulière, aura gêné les fonctions du membre ; ou enfin, parce que d'autres symptômes morbides, d'un aspect nouveau et ef-frayant, viendront compliquer, masquer l'altération cutanée.

Nous avons été assez heureux pour nous procu-rer trois observations qui pourront confirmer cette division ; ainsi, comme fait rentrant dans les ano-malies que peut présenter l'induration dans sa dis-position, nous ferons connaître le fait suivant que nous devons à l'obligeance de M. le Dr A. Fournier, médecin des hôpitaux.

Le malade qui fait le sujet de cette observation est d'abord un homme, ce qui est l'exception, et de plus, au lieu d'avoir la disposition symétrique, la lésion a été localisée à un seul membre.

OBSERVATION XXVIII.

O. H....., âgé de 40 ans, entre à l'hôpital de Lariboisière le 19 juin 1855, dans le service de mon excellent maître, le Dr Chassaignac.

Cet homme est amené à l'hôpital par une maladie dont le début remonte à trois mois environ, et qui consiste en une induration singulière d'une portion du membre abdominal droit.

Voici ce qu'il raconte sur ses antécédents et sur le développement de l'affection actuelle :

Il a toujours joui d'une bonne santé ; il ne s'est jamais alité que pour des blessures et des accidents légers. Dans ces dernières années seulement, il a été sujet à des épistaxis répétées et même, dit-il, à des vomissements de sang, phénomènes qui du reste n'ont en rien altéré sa constitution. A plusieurs reprises il a contracté la gale ; mais il n'a jamais eu ni dartres, ni érysipèle, ni affection cutanée d'aucun genre. Aucun antécédent syphilitique ni même vénérien. Il y a quatre mois, il paraît avoir été affecté d'une adénopathie inguinale droite, qui s'est ouverte et a donné issue à une faible quantité de pus. Il existe encore aujourd'hui un certain empâtement général de cette région, et profondément, dans la fosse iliaque correspondante, on sent quelques petites tumeurs globuleuses, indolentes, qui, pour M. Chassaignac, sont constituées par des ganglions.

L'affection actuelle date de trois mois environ, le malade la rapporte à son genre de travail. Ouvrier dans les fours à *puddler*, il est nécessairement exposé à de fréquentes alternatives de chaleur excessive et de refroidissement. L'hiver dernier surtout il a eu à souffrir beaucoup de ces brusques changements de température. Le mal a débuté en avril, par des *douleurs* diffuses dans le membre inférieur droit et un *état fébrile* qui n'a persisté que quelques jours. Puis, la région du genou a présenté une *dureté* qui, d'abord légère, s'est accrue progressivement ; cette dureté s'est étendue insensiblement ; soit en descendant vers la jambe qu'elle a envahie presque tout entière, soit en remontant sur la cuisse. En même temps, une *tache violacée*, brunâtre, se produisait au niveau du mollet ; peu après une tache semblable, comme bronzée, se développait au niveau de l'épine iliaque antérieure et supérieure du même côté, mais celle-ci prit beaucoup moins d'étendue que la précédente, laquelle envahit une partie du mollet.

Cependant les douleurs initiales persistaient. Elles siégeaient tantôt au mollet, tantôt au genou, tantôt au tibia ; remarquablement mobiles, elles se portaient d'un point à un

autre dans l'espace de vingt-quatre heures, presque continues, elles ne laissaient guère de calme au malade. Le repos
les apaisait un peu, l'exercice au contraire les exaspérait ;
aussi O. H..... dut-il renoncer bientôt à son travail, vaincu
par la souffrance. Il appliqua sans succès 16 sangsues sur la
tache du mollet ; des frictions à l'onguent napolitain et de
larges vésicatoires placés à plusieurs reprises sur les parties
malades n'amenèrent non plus aucun soulagement.

Aujourd'hui le malade se présente dans l'état suivant.

C'est un homme robuste, bien constitué, bien musclé,
jouissant même d'un certain embonpoint. Il n'a jamais souffert de privations ; gagnant 6 fr. par jour, il se nourrit bien
et s'est toujours convenablement logé. Il ne fait pas d'excès,
toutes ses fonctions s'accomplissent régulièrement. L'appétit
est conservé et les digestions faciles. La respiration, la circulation, l'innervation, ne présentent aucun trouble ; apyrexie
absolue ; en somme, état général satisfaisant ; la maladie paraît être exclusivement locale.

Or, voici ce que l'on constate à l'examen du membre inférieur droit : toute la jambe, des malléoles au genou, et le tiers
postéro-inférieur de la cuisse, sont le siége d'une *induration*
des plus bizarres. Les téguments de ces régions sont très-
brillants, tendres et blanchâtres. Posée sur ces parties, la
main y perçoit la sensation d'une *dureté de marbre ;* n'était la
température, *on croirait toucher une statue.*

La pression la plus forte exercée sur ces tissus ne les dé-
prime nullement, et ne laisse aucune trace, comme cela aurait lieu s'il s'agissait d'un simple œdème. La sensation per-
çue n'est ni celle de l'empâtement, ni celle de l'élasticité ;
c'est simplement celle d'un tissu rigide, dur, non dépressible,
impénétrable.

Ces parties ont la température normale ; au dire du malade,
elles sont péniblement affectées par le moindre refroidissement. Elles sont sensibles, elles percevraient les excitations
diverses de la même façon et au même degré que les parties
correspondantes du membre opposé. Si l'on cherche à faire
glisser la peau sur les tissus sous-jacents, on constate que
les téguments sont immobiles et comme soudés intimement à

ces tissus. Si l'on saisit un segment du membre comme une masse musculaire, il est impossible de lui imprimer aucun mouvement, le membre en un mot constitue comme un *bloc* dont toutes les parties sont unies les unes aux autres, et non susceptibles de déplacements partiels. Seules les masses musculaires du mollet se laissent imprimer un très-léger déplacement sur le tibia; elles se meuvent avec la peau et le tissu adipeux qui semblent faire corps avec elles.

Le creux du jarret est comblé en totalité par une masse compacte, d'une dureté excessive, où toutes les parties sont confondues, sans qu'on puisse distinguer même les saillies tendineuses si facilement accessibles en ce point à l'état normal. Il existe là évidemment une production pathologique, une lésion d'organe ou de tissu; mais telle est la dureté des téguments que toute exploration est superflue. Du reste, aucune saillie, aucune inégalité, l'excavation du jarret est simplement comblée, et le mollet se continue presque sans dépression avec la partie postéro-inférieure de la cuisse.

A la cuisse, l'induration remonte en arrière juqu'au tiers inférieur du membre et s'arrête brusquement à ce niveau; en avant, elle ne dépasse pas l'articulation du genou. La continuité des portions indurées avec les tissus sains se fait sans aucune saillie, sans aucun relief, sans changement sensible de coloration.

A la jambe, l'induration s'arrête au niveau des malléoles, et la transition des tissus sains n'est marquée par aucun caractère. Le pied est exempt de toute lésion; spécifier notamment qu'il ne présente aucune trace d'œdème. En avant, telle est la dureté des parties que le tibia ne peut se distinguer des masses musculaires voisines. En arrière, on remarque au niveau du mollet une tache brunâtre, violacée, assez semblable à une ecchymose, large comme la main environ, et ne subissant par la pression la plus forte aucun changement de coloration.

Une tache de même teinte, mais beaucoup plus restreinte, existe au niveau de l'épine iliaque antéro-supérieure.

Si l'on compare entre elles les différentes parties du membre, on constate que l'induration est presque égale sur tous les points; peut-être cependant est-elle un peu plus accusée, s'il est possible, sur le trajet des saphènes dans une étendue de 3 à 4 centimètres de large. Elle semble, de la sorte, dessiner des bandes longitudinales parallèles à ces vaisseaux et présentant une résistance excessive. Du reste, l'exploration la plus minutieuse ne révèle pas de cordon distinct à ce niveau.

Le membre affecté jouit de tous ses mouvements, à part ceux d'extension et de flexion de la jambe sur la cuisse; ceux-ci ne se produisent que d'une façon incomplète, sans doute en raison de la rigidité des tissus et de l'empiétement du creux poplité.

Le traitement qu'on opposa à cette singulière affection fut le suivant: Iodure de potassium à l'intérieur, frictions iodurées, douches de vapeurs quotidiennes; tous les deux ou trois jours, 8 à 12 coups de scarificateur.

Aucune modification ne se produisit tout d'abord sous l'influence de cette indication. L'état général et l'état local ne subissent, en juin et juillet, aucun changement appréciable. L'induration persistait avec tous les caractères sus-énoncés.

Ce fut seulement vers la fin de juillet qu'une amélioration légère se manifesta. Les parties indurées perdirent un peu de leur résistance; puis les douleurs surtout s'apaisèrent. Dans les semaines qui suivirent, le progrès, bien que toujours lent, fut cependant assez sensible. Malheureusement, à cette époque, le malade quitta l'hôpital et partit pour son pays.

Deux mois plus tard, j'eus des renseignements sur son état de santé. Un de mes collègues, M. Colombel, interne des hôpitaux, passant dans la ville qu'habitait le malade, eut l'obligeance de le visiter (9 octobre 1855). Il le trouva *complétement guéri*. Les tissus, autrefois indurés, avaient repris leur souplesse normale, il n'existait plus de tuméfaction dans le creux du jarret; la région iliaque ne présentait plus d'engorgement appréciable; seuls les téguments du mollet offraient encore une teinte sombre, d'un gris bronzé. L'état général était satisfaisant, et depuis son retour le malade vaquait librement à ses travaux habituels.

En lisant avec attention cette observation, excessivement bien prise, on comprend tout ce que le diagnostic présenta et présente encore de difficultés. Lorsque le malade fut traité à l'hôpital Lariboisière, l'idée de sclérème ne fut pas mise en avant d'une façon bien franche, le mot de *phlegmon chronique* fut prononcé par M. Chassaignac, mais M. A. Fournier m'a assuré que le fait avait été un peu considéré comme une rareté pathologique ; ce ne fut qu'en étudiant, d'une manière plus approfondie, son malade, et surtout en cherchant à éliminer ce qu'il n'avait pas, que M. Fournier porta le diagnostic de *sclérème*.

Il n'est pas difficile de voir combien cette observation s'éloigne des autres faits connus ; ainsi, comme antécédents, nous trouvons un homme qui s'expose, il est vrai, à de fréquents changements de température, tenant à sa profession d'ouvrier dans les fours à puddler, mais qui cependant a toujours été d'une bonne santé. Le premier phénomène de sa maladie a consisté dans des douleurs diffuses, siégeant dans le membre inférieur droit, avec un état fébrile, persistant quelques jours ; puis de la dureté dans le genou droit, qui descend sur la jambe, remonte vers la cuisse, et cette induration reste limitée à ce seul membre inférieur, dans lequel les douleurs du début persistent et changent de place avec une grande rapidité.

Le creux du jarret paraît rempli par une masse compacte, aussi ne peut-on pas sentir les saillies musculaires qui limitent cette région. Lorsqu'on cherche à imprimer un mouvement aux masses musculaires, on ne peut y parvenir, le membre constitue comme un bloc de marbre dont toutes les parties susceptibles sont unies les unes aux autres, et non susceptibles de déplacement.

Malgré toutes ces raisons, qui éloignent ce fait des observations connues de sclérodermie, nous croyons, ainsi que nous le montrerons plus loin, qu'il doit être plutôt rangé dans cette affection que dans les faits de phlegmon chronique ; il suffit de lire les remarquables leçons publiées sur ce sujet par notre excellent maître M. le professeur Laugier, pour reconnaître qu'il n'y a aucun des signes indiqués par cet habile chirurgien au phlegmon chronique, tandis qu'il y en a beaucoup plus pour la sclérodermie.

Ainsi la peau présentait cette tension brillante, qui a existé dans plusieurs observations ; le membre donnait la sensation d'un bloc de marbre, lorsqu'on le comprimait, il était impossible d'y laisser l'empreinte des doigts, malgré la plus forte pression.

La température et la sensibilité étaient normales.

La peau adhérait avec les tissus sous-cutanés.

Toutes les fonctions s'exécutaient régulièrement et il n'y avait plus aucune symptôme général.

Il était survenu d'emblée, au mollet et au niveau de l'épine iliaque antéro-supérieure, des plaques brunâtres, violacées, ne subissant *aucun change-ment de coloration par la pression la plus forte.*

De plus, entre les tissus sains et les tissus malades, la transition se faisait d'une façon insensible, sans aucun sillon, sans aucune saillie pouvant marquer la limite.

Devons-nous croire que toutes les diverses parties du membre soient unies les unes aux autres, ainsi que le pensait M. Fournier ? Nous n'osons peut-être pas nous prononcer trop nettement, seulement nous ferons remarquer l'intégrité complète du pied, et il nous semble que, si tous les tissus eussent été pris par cette induration, la compression des vaisseaux veineux devait amener forcément de l'œdème.

La marche de la maladie de O. H... nous fait encore plus admettre l'idée de la sclérodermie ; c'est que l'induration persiste pendant six mois sans aucune amélioration, malgré l'emploi de l'iodure de potassium, de frictions iodurées, des douches de vapeur quotidiennes, et de scarifications faites tous les deux ou trois jours, puis la guérison arrive, lorsque le malade, cessant toute espèce de traitement, retourne dans son pays.

Quoique nous regardions cette observation comme étant bien un cas de sclérodermie, nous n'avons pas voulu en parler, lorsque nous avons donné la symptomatologie de cette affection, parce que, jusqu'à nouvelles recherches, le fait de M. Fournier nous semble anormal.

L'observation suivante a été publiée dans la *Gazette hebdomadaire* sous le titre : «Affection singulière et non décrite encore des doigts et des mains» (1), elle a été recueillie par M. Mirault, d'Angers, qui la fit parvenir à M. Verneuil, en le priant de vouloir bien examiner un des doigts, qu'il avait été obligé d'amputer. M. Verneuil fit de cette observation le sujet d'un mémoire excessivement remarquable, lu à la Société de chirurgie et publié ensuite dans la *Gazette hebdomadaire*. — M. Verneuil a fait connaître ce fait, tel que M. Mirault le lui avait envoyé ; nous n'avons pas voulu chercher à l'analyser à cause de son importance, seulement nous avons retranché l'anatomie pathologique du doigt, dont nous nous sommes servi lorsque nous avons étudié l'anatomie pathologique de la sclérodermie.

OBSERVATION XXIX.

Marie A....., 38 ans, tempérament sec, a toujours habité la campagne ; sa mère, morte jeune, des suites d'une couche ; le père, 76 ans, a été vigoureux dans son temps, il est aujourd'hui grand, maigre, pâle. Des huit frères et sœurs de la malade, un seul a succombé probablement à la fièvre typhoïde, un autre a souffert pendant trois mois de gonflements articulaires au genou et au coude, qui furent considérés comme de nature rhumatismale.

L'enfance de M..... a été maladive, mais elle ne peut rien préciser sur les affections dont elle aurait été atteinte. En 1846, elle a passé toute l'année au lit pour un rhumatisme articulaire, si l'on s'en rapporte aux renseignements qu'elle

(1) *Gazette hebdom.*, 1863, p. 113.

donne. Au reste, elle occupe dans la maison paternelle une chambre basse, mal close, humide. Vers 1852, elle eut au côté gauche du cou un abcès qui fut ouvert, et qui a laissé une cicatrice fort apparente, longue de 2 centimètres, parallèle à l'axe du cou.

Les menstrues ont paru à 22 ans (1846); elles ont été régulières pendant une année environ; mais, dès le début de la singulière affection des mains, elles ont présenté des retards, toutefois sans interruption complète ni très-prolongée.

C'est en 1847 que débuta la curieuse affection qui va nous occuper.

L'annulaire de la main droite fut pris le premier. Les douleurs ouvrirent la marche; elles siégeaient surtout dans les articulations, dont les mouvements étaient difficiles et douloureux; elles comprenaient cependant tout le doigt, et s'irradiaient même au poignet, à l'avant-bras, au bras, jusqu'à l'aisselle, en suivant le trajet des nerfs et des vaisseaux. Quelque temps après survint de la rougeur, puis du gonflement; le doigt, quoique douloureux au toucher, n'offrait pas les signes d'une inflammation vive; au bout d'un an, il doubla de volume et changea de forme. Ce ne fut qu'en 1850, trois ans après le commencement du mal, que je fus consulté, et pus constater les particularités suivantes :

Le doigt est beaucoup plus volumineux qu'à l'état normal, mais son accroissement n'est pas également réparti sur tous les points; il a pris la forme d'un cône à sommet inférieur, à base supérieure; la phalange unguéale n'a subi qu'une faible augmentation. Au niveau de la seconde phalange, le volume a presque doublé; mais les dimensions sont encore exagérées dans les deux tiers inférieurs de la première. Le gonflement cesse d'une manière brusque au niveau d'un sillon circulaire, perpendiculaire à l'axe du doigt, sillon qui se confond du côté de la face palmaire avec le pli métacarpo-phalangien et qui, du côté de sa face dorsale, se trouve à un travers de doigt au-dessous de l'interligne métacarpo-phalangienne. Étroite et profonde, cette rainure figurait un étranglement très-serré, tel qu'aurait pu l'occasionner un anneau métallique ou une ligature solide. Son fond était occupé par une ulcération

7

linéaire d'assez mauvais aspect, ayant détruit toute l'épaisseur du derme, et reposant par son fond sur les tendons fléchis, fléchisseurs et lombricaux, qu'on voyait distinctement à nu. A l'apparition de ce dernier symptôme, les douleurs devinrent encore plus intenses; elles étaient brûlantes, excessives, ne laissaient de repos ni le jour ni la nuit. Les émollients, les narcotiques, les résolutifs, la compression, les bains de toute sorte, les scarifications même, ne procurèrent aucun soulagement; plusieurs mois se passèrent ainsi dans un état de souffrance insupportable. Les mouvements des articulations phalangiennes étaient nuls par suite de l'induration des tissus, et la gêne qu'occasionnait ce doigt nuisait beaucoup à l'usage de la main. D'ailleurs l'état général s'altérait. C'est pourquoi, n'espérant rien de la thérapeutique ordinaire, je proposai l'amputation qui fut acceptée. La désarticulation fut pratiquée dans l'articulation métacarpo-phalangienne par la méthode à deux lambeaux latéraux. Ceux-ci étant suffisamment longs, la réunion immédiate fut tentée, mais elle échoua. Les bords de la plaie s'ulcérèrent, et la cicatrisation ne mit pas moins de dix-huit mois à s'effectuer. Chose remarquable, les douleurs qui se faisaient sentir dans le doigt avant l'opération continuèrent dans la plaie pendant tout le temps de la cicatrisation; à la vérité elles étaient moins fortes.

A peine le premier doigt était-il affecté depuis six mois, qu'à la même main, le doigt voisin, c'est-à-dire le médius, avait été envahi à son tour. Même début, même marche continue, mêmes lésions anatomiques. En 1853, environ cinq ans après le début de cette seconde manifestation, M....., vaincue par la douleur, réclama d'elle-même une nouvelle mutilation. Une consultation eut lieu avec MM. Burnet et Forges; aucun moyen ne paraissant pouvoir remplacer l'amputation, celle-ci fut pratiquée par le même procédé et présenta les mêmes suites. La plaie mit deux ans à se cicatriser; il y eut alors une rémission apparente. Mais, en 1856, alors que depuis une année environ sa main droite était guérie, le médius de la main gauche fut pris à son tour, et toujours d'une manière identique. Convaincu de l'inutilité des moyens locaux, je m'adressai aux modificateurs généraux. Tisanes amères et dépuratives, iodure de potassium, préparations arsenicales et même mercurielles (quoiqu'on ne pût soupçonner d'antécédents syphilitiques), purgatifs répétés, sulfureux intus et extra, bains locaux avec la décoction de feuilles de noyer, tout resta sans effet.

Ce fut alors que je présentai M..... à la Société de médecine d'Angers, en me demandant s'il ne s'agissait pas d'un cas d'éléphantiasis des Arabes. Mon diagnostic ne fut pas appuyé, mais personne n'en proposa un autre et ne donna de nouveaux conseils thérapeutiques. A quelque temps de là, M. le professeur Denonvilliers, malgré un examen attentif, ne se prononça ni sur la nature ni sur le traitement de ce mal; il fallut donc revenir encore à l'instrument tranchant, et désarticuler le médius gauche.

L'année suivante, ce fut le tour de l'annulaire de la même main. Les symptômes, quoique fort analogues, n'y acquirent cependant pas autant de gravité; le doigt prit moins de volume; le sillon, creusé à la racine, resta plus évasé, moins profond, et ne s'ulcéra pas; à son niveau, toutefois, la peau très-amincie semblait collée aux tendons. J'essayai cette fois un traitement local énergique; quatre scarifications profondes et étendues furent pratiquées parallèlement à l'axe; les plaies consécutives offrirent un mauvais aspect, et restèrent six mois à se cicatriser, mais l'effet parut avantageux, car non-seulement l'amputation ne devint pas nécessaire, mais les douleurs diminuèrent peu à peu et la tuméfaction disparut à ce point que ce doigt peut être aujourd'hui considéré comme guéri relativement, parce qu'il reste difforme, fléchi d'une manière permanente, que ces articulations sont presque ankylosées, que les mouvements volontaires y sont abolis, et que l'on provoque encore une douleur assez vive quand on essaye le redressement.

En 1859 l'affection retourna à la main droite et sévit sur l'indicateur; elle suivit les phases avec tant d'opiniâtreté qu'il fallut amputer le 3 avril 1862. Je puis donner quelques détails sur cette opération : le jet de sang fourni par les collatérales a paru un peu plus petit qu'à l'ordinaire; l'externe seule a dû être liée: en raison de l'induration du

sillon, il ne restait de téguments que bien juste ce qu'il fal-
fait pour tailler les lambeaux ; cependant la réunion fût possible à l'aide de trois points de suture, en laissant néanmoins
en avant un peu d'écartement des bords pour permettre l'é-
coulement des fluides. Deux fils furent enlevés au bout de
six jours ; le troisième au bout de sept jours révolus. Aucun
de ces fils n'avait sensiblement entamé la peau, malgré la
tension assez considérable des bords ; au dixième jour, la
plaie était entièrement fermée, mais ce résultat ne fut pas de
longue durée. En effet, le 19 du même mois la cicatrice et
les téguments qui recouvrent la tête du métacarpien étaient
rouges et tuméfiés, la plaie s'était rouverte en avant, les
bords commençaient à s'ulcérer ; les douleurs, qui avaient
disparu pendant dix jours, revinrent assez vives ; le 4 mai, la
région de la plaie présentait une ulcération superficielle d'assez mauvais aspect, et la malheureuse, en proie à la douleur,
avait perdu le repos. Après s'être étendue à toute la surface
du moignon formée par la tête du deuxième métacarpien,
l'ulcération resta stationnaire pendant les mois de juin, juillet et août.

En septembre, elle se cicatrisa peu à peu, mais non complétement, car aujourd'hui, 18 octobre, elle offre encore
quelques millimètres d'étendue ; sa surface est couverte
d'une sorte de couche pseudo-membraneuse qui se continue
à son pourtour avec un épiderme mou, rudimentaire, friable,
peu adhérent, qui recouvre le moignon collectif des trois
doigts que cette main a perdus. Le pourtour de ce moignon
est le siége d'une rougeur érysipélateuse violacée et blafarde qui s'est progressivement étendue à toute la surface
dorsale de la main. L'épiderme y est soulevé presque partout
par un fluide séro-purulent, ce qui donne à cette région une
ressemblance frappante avec certains vésicatoires volants
avant l'ablation de l'épiderme soulevé. Le siége de la dernière amputation est toujours chaud et en proie à des douleurs vives, brûlantes, lancinantes, avec exacerbations noc-
turnes qui empêchent le sommeil. Un renseignement
complémentaire aidera peut-être à éclairer la question de
nature. Outre l'affection des mains, j'ai observé successive-

ment chez M..... deux ulcères siégeant à la face inférieure des avant-bras : l'un, du côté droit, occupait la partie moyenne du membre, et mesurait environ 10 à 12 centimètres de diamètre ; l'autre avait envahi la moitié inférieure de l'avant-bras gauche et la portion attenante de la main. Tous deux ont débuté par un soulèvement de l'épiderme simulant une brûlure ou un large vésicatoire volant avec rougeur diffuse à toute la circonférence. Sous l'épiderme se voyait une couche épaisse de matière concrète qui m'a paru fibro-albumineuse. Après la destruction de l'épiderme, restait une surface d'un rouge obscur, un peu violacée, puis une ulcération à bords très-minces, irréguliers, non décollés, saignant facilement lorsqu'on renouvelait les pansements, fournissant enfin une suppuration jaunâtre mal liée. Accompagnés d'une inflammation périphérique assez vive, ils étaient le siége de douleurs continues, violentes, tout à fait comparables à celles des doigts ; à deux ou trois reprises ils semblèrent en voie de réparation, et se couvrirent d'une mince couche cicatricielle ; mais sous l'influence d'une recrudescence soudaine, cet épiderme rudimentaire, qui attestait la tendance à la guérison, était soulevé par du fluide, puis par la couche de substance plastique dont il a été question plus haut.

L'un et l'autre de ces ulcères ont duré trois ans : le premier de 1850 à 1853 ; le second, né en 1858, vient à peine de se fermer ; ils ont laissé à l'un une cicatrice qui, à droite, est inégale, chagrinée et même un peu bridée ; à gauche, au contraire, lisse, luisante, peu solide. Dans aucun moment de leur durée, ces plaies n'ont pris les caractères des ulcères scrofuleux ni de tous les autres ulcères diathésiques ; elles se sont montrées réfractaires à vingt remèdes différents, y compris la cautérisation actuelle et potentielle ; cette dernière surtout variée de toute manière.

Elles ont guéri en quelque sorte spontanément, sous une influence inconnue. Leur caractère dominant était sans contredit cette douleur insupportable qui là, comme aux doigts, faisait le supplice de l'infortunée M.....

A différentes époques, que je ne puis préciser, les ganglions axillaires épitrochléens, à droite comme à gauche, ont été douloureux et engorgés. Aujourd'hui ils ne sont ni volumineux ni sensibles au toucher; de même les douleurs de la main se sont étendues parfois à toute l'extrémité thoracique, mais actuellement cette irradiation n'existe plus.

Au moment où j'écris (18 octobre) quatre doigts manquent : trois de la main droite, un à la main gauche ; la plaie de la dernière amputation (index droit) n'est pas cicatrisée ; l'annulaire gauche, autrefois fortement menacé, est à présent presque guéri ; il est pourtant plus douloureux encore que ses voisins, qui tous ont été le siége de douleurs articulaires ; tous même ont été plus ou moins rétractés : ils ne peuvent s'étendre volontairement ni rapidement, car la mobilité de leurs articles est réduite à peu de chose, si ce n'est à l'index, qu'on peut allonger presque complétement sans grand effort.

Quoique ces doigts n'offrent pas de trace d'inflammation externe, la pression y est douloureuse, et bien plus encore les manœuvres de redressement.

A la main droite, les deux seuls doigts restants (pouce et annulaire) ne sont pas malades, le petit doigt seul est un peu fléchi.

Après chaque amputation, je me suis borné à l'examen de la peau du tissu cellulaire sous-cutané et des tendons ; les articulations étaient très-roides, mais non complétement ankylosées, je n'ai point cherché quel pouvait être l'état des vaisseaux et des nerfs.

C'est pourquoi le 5 avril M. Mirault m'adressait le dernier doigt amputé en me priant d'en faire avec soin l'anatomie pathologique.

Devant une affection aussi effrayante que celle dont on vient de lire le récit, nous comprenons l'obscurité qui a dû régner dans le diagnostic et toutes les hésitations des praticiens distingués qui ont été à même d'étudier M. A...

M. Mirault, en choisissant M. le Dr Verneuil,

pour élucider une question aussi difficile, a rendu un véritable service à la médecine, car il s'adressait un de nos chirurgiens les plus érudits, et à un de nos plus habiles critiques. Nous ne saurions trop admirer le mémoire de M. Verneuil, qui brille par la plus grande lucidité et par un esprit philoso-phique excessivement remarquable.

Justement frappé de l'état cachectique de cette malheureuse malade, M. Verneuil chercha à rap-porter toutes ces particularités pathologiques à un état diathésique, pouvant expliquer toutes ces alté-rations. Il ne fut pas difficile de faire ressortir dans l'histoire de Marie A... cette disposition au vice rhumatismal, et, partant de ce fait, M. Verneuil chercha à prouver que la maladie de cette femme dépendait de cette affection générale, étudiée dans ces dernières années sous le nom d'*arthritisme*.

Mais, si l'arthritisme pouvait rendre compte des phénomènes généraux, il devait avoir produit une lésion locale expliquant le sillon, les ulcérations circulaires et la déformation des doigts.

En étudiant la marche de cette affreuse maladie, M. Verneuil montra que le premier phénomène avait consisté en une constriction de la peau de la première phalange, qui s'accompagnait de douleurs assez vives, et que cette constriction, devenue plus forte, avait fini par produire une ulcération. Mais qu'elle était l'altération de la peau pouvant pro-duire cette constriction ? « Or, une pareille dégénérescence du tégument, dit M. Verneuil, ne se retrouve que dans une seule affection cutanée, singulièrement rare, puisqu'on en possède tout au plus vingt observations, qui elles-mêmes ne sont pas toutes concluantes; je veux parler de cette dermatose à synonymie trop riche étudiée sous le nom de *chorionitis*, de *sclérodermie*, etc. etc... » Quelques lignes plus loin, M. Verneuil ajoutait : la maladie de Marie A... présente beaucoup d'analogies avec les faits étudiés sous ces différents noms ; or, comme le remarque si judicieusement notre savant maître, c'est déjà beaucoup dans les cas difficiles de pathologie de pouvoir se guider d'après des ressemblances.

M. Verneuil rappela, en effet, que dans plusieurs observations, l'induration de la peau pouvait se présenter sous la forme de bandes circulaires, siégeant surtout au niveau des articulations, que les doigts et les mains avaient été quelquefois tuméfiés par une gêne dans la circulation, produite par la constriction cutanée, qu'à la suite d'attaque de sclérodermie les membres avaient conservé de la roideur et même de l'ankylose, et que dans un cas, la partie malade était limitée par un léger étranglement circulaire. En se basant sur ces faits, on arrivait facilement à conclure que les ulcérations avaient été produites par une constriction cutanée, qui ne tenait qu'à des bandes circulaires de sclérodermie.

(1) *Gazette hebdom.*, 1863, p. 132.

M. Verneuil, après avoir nettement exposé ces altérations, chercha à prouver, d'une manière bien convaincante, l'influence de l'arthritisme ; nous ne pouvons pas suivre le savant écrivain, dans cette recherche faite avec la plus grande habilité, et nous dirons qu'après avoir lu attentivement ces pages remarquables, il est impossible de ne pas admettre que Marie Aubry ne fût arthritique.

Mais nous rappellerons qu'en étudiant l'étiologie de la sclérodermie, nous disions que cet état cachectique, si bien signalé par M. Lasègue, pouvait dépendre de plusieurs raisons, et que, si chez la malade de M. Mirault, cette cachexie était franchement rhumatismale, chez un autre, elle pouvait tenir à de la scrofule, chez un troisième, à une maladie constitutionnelle, etc. etc.

Un point, sur lequel M. Verneuil a basé son argumentation, consiste en ce que les ulcérations de M. A... étaient en tout point comparables aux bulles du pemphigus arthritique ; mais on a vu survenir chez d'autres malades, qui n'étaient nullement rhumatisants, des ulcérations, dont l'évolution a passé par les mêmes phases que chez la malade de M. Mirault.

Lorsqu'on étudie l'histoire de cette pauvre femme, on est frappé de la difficulté que les plaies produites par l'amputation ont eue à se cicatriser, puisque pour un doigt la cicatrisation se fit en deux ans et pour un autre en dix-huit mois. A la suite des désarticulations, M. Mirault tenta la réunion immédiate, qui, après avoir paru réussir pendant quelques jours, se détruisait : la peau du voisinage devenait rouge, s'ulcérait et donnait naissance à une exsudation pseudo-membraneuse ; la rougeur violacée blafarde s'étendait sur les mains, dont l'épiderme était soulevé par un liquide séro-purulent.

Pour expliquer un fait semblable, M. Verneuil se demandait si l'arthritisme n'y était pas étranger ; mais, comme il le faisait remarquer, il y a en médecine opératoire une règle qui dit que l'on peut pratiquer une opération sur un sujet diathésé sans que les plaies prennent le caractère spécifique. Aussi ne serait-il pas plus naturel de regarder cette coloration rouge, blafarde, signalée sur les lambeaux et sur la main, comme une de ces plaques rougeâtres, ne disparaissant pas sous la pression du doigt, se formant quelquefois très-rapidement et qui deviennent très-souvent le siége d'ulcérations, se rapprochant beaucoup de ce que M. Mirault décrivait sur la main de sa malade ; et, alors, la difficulté de la cicatrisation dépend de l'altération locale de la peau, et rentre dans ces faits, dont parle M. Verneuil, dans lesquels la diathèse règne dans toute son activité, sur une certaine étendue « où les tissus semblent intacts et resteraient peut-être indéfiniment, si une cause traumatique n'y provoquait l'évolution fortuite de la diathèse (1).

Nous ne continuerons pas davantage l'analyse

(1) Voir sa note de la page 132 (*Gazette hebdom.*, 1863).

de cette observation, qui restera probablement encore longtemps unique dans son genre, mais nous espérons avoir montré que M. Verneuil avait eu parfaitement raison de la faire rentrer dans l'histoire de la sclérodermie.

Nous ferons observer que nous retrouvons chez M. A... cette disposition symétrique, que personne n'avait signalée et qui nous paraît être très-importante. — Ainsi, nous voyons l'annulaire et le médius de la main droite devenir malades, puis ensuite la terrible lésion attaque la main gauche, elle débute par l'annulaire de même qu'à la main droite, puis elle gagne le médius gauche. — Mais ce travail pathologique demande dix ans à s'effectuer : commencé en 1847 par l'annulaire droit, il se termine en 1857 par le médius gauche ; puis, après deux ans de repos, l'index de la main droite est à son tour envahi et le petit doigt de la même main commence à se gonfler. — Au 20 décembre 1862, M. Mirault annonçait à M. Verneuil que l'altération continuait sa marche sur ces deux doigts ; en voyant cette marche si lente et surtout si longue, nous croyons qu'il est impossible de préjuger de la fin de la maladie, et qu'il se peut parfaitement que l'index et le petit doigt de la main gauche se prennent à leur tour.

Pendant que nous recherchions les faits inédits de sclérodermie, notre excellent ami et collègue M. le Dr M. Raynaud nous a remis l'histoire d'un malade qu'il avait observé, mais que malheureusement il n'avait pas pu suivre. Cette observation fort curieuse aura le grand avantage de prouver que la sclérodermie n'est peut-être pas si rare et que si on la connaissait mieux, il serait possible de la retrouver plus souvent et surtout de la reconnaître au milieu des symptômes qui la masquent.

OBSERVATION XXX.

Le nommé G....., âgé de 30 ans, cultivateur, est originaire de la Savoie, où il réside ordinairement. C'est un homme de haute stature, d'une taille élancée, d'une constitution moyenne. Il a joui d'une excellente santé jusqu'à l'âge de 23 ans. A cette époque, se trouvant dans le département du Loiret, il fut pris d'une fièvre intermittente à type tierce, qui dura environ trois mois, et fut coupée par le sulfate de quinine. C'est de là, dit-il, que date la maladie qu'il présente aujourd'hui. Mais ses souvenirs sont assez confus, et il est difficile de savoir de lui dans quel ordre les accidents se sont enchaînés. Des sueurs, qu'il éprouvait habituellement aux mains et aux pieds, se supprimèrent; elles se sont rétablies depuis environ deux ans. Il eut des palpitations de cœur qui n'ont jamais entièrement disparu, mais qui ont notablement diminué. Il éprouva du gonflement des mains et surtout des pieds, et il se rappelle que ceux-ci gardaient l'empreinte du doigt; depuis trois ans ce phénomène a disparu. Il a pris des quantités considérables de digitale.

Dès le début de ces accidents, il commença à ressentir de l'engourdissement des extrémités supérieures. Il s'en est aperçu surtout à partir du deuxième hiver qui suivit les premiers troubles de sa santé. L'été se passe généralement assez bien; puis les mêmes accidents reviennent avec les premiers froids, pour se prolonger pendant l'hiver. Il y a au moins deux ans que les mains sont devenues dures. En même temps les personnes qui l'entourent se sont aperçues que sa peau jadis claire avait pris une teinte plus foncée.

Voici son état actuel (octobre 1863).

L'aspect extérieur de cet individu est remarquable par une pâleur prononcée portant sur la peau, sur les muqueuses, et particulièrement sur la lèvre inférieure. La peau présente une coloration jaunâtre due à une accumulation de matière pigmentaire, laquelle occupe notamment le front, et est irrégulièrement répandue sur le tronc et sur la face externe des membres. Sur la partie latérale gauche du cou existe une large plaque à bords irréguliers présentant une coloration d'un blanc mat comme celle du *vitiligo*. La peau du visage paraît légèrement épaisse et rigide.

Mais c'est surtout sur l'état des extrémités que l'attention se fixe tout d'abord. Les bouts des doigts offrent une forme arquée, qui affecte dans un léger degré l'apparence dite hippocratique. Dans l'espace d'une heure, on voit les doigts changer plusieurs fois de couleur, celle qui domine est une teinte d'un gris verdâtre pâle. Mais, par moments, par exemple le matin, lorsque le malade vient de se lever, ou sous l'influence du froid, les mains et les poignets prennent une couleur noirâtre que le malade compare, avec un peu d'exagération sans doute, à la couleur de son habit. En outre, et ceci est tout à fait caractéristique, les doigts et le dos des mains sont le siége d'une sorte de sclérème avec épaississement de l'enveloppe cutanée; aux doigts, il est absolument impossible de plisser la peau. On dirait un morceau de carton. Sur le dos de la main, il est très-difficile de faire seulement glisser la peau sur les parties sous-jacentes. Les doigts restent constamment demi-fléchis, impossible au malade, même aidé par une main étrangère, de les ouvrir ou de les fermer entièrement. En touchant les extrémités, on a la sensation d'un froid considérable. Lorsque les mains sont noires, elles sont en même temps engourdies et insensibles. En dehors de ces moments, la sensibilité paraît intacte.

Aux pieds, même sensation de froid éprouvée par le malade et par le médecin. On trouve symétriquement, disposées sur le dos du pied et jusqu'à la partie moyenne de la jambe, de larges plaques rouges ne disparaissant nullement sous la pression; véritables plaques de purpura, recouvertes çà et là de croûtes.

L'état des organes de la circulation devait être soigneusement examiné. Les palpitations, avons-nous dit, sont beaucoup moindres que par le passé : il n'existe aucune trace d'œdème. Il est vrai que le malade, condamné depuis longtemps par son infirmité à ne plus travailler, mène un genre de vie beaucoup plus tranquille.

Le pouls est perceptible aux radiales et pédieuses. On y constate quelques irrégularités que le malade a remarquées lui-même. Le pouls radial, ordinairement petit et dépressible, semble par moments recouvrer son ampleur normale.

La matité précordiale présente une étendue peut-être un peu exagérée. La pointe du cœur bat dans le cinquième espace intercostal. Pas de frémissement cataire, à l'auscultation, on perçoit un bruit de râpe très-prononcé, correspondant au premier temps, et ayant son *maximum* à la base, le bruit cesse entièrement lorsque le malade garde le repos. Mais il suffit pour le voir se reproduire d'ordonner à cet individu de faire quelques pas.

En résumé, trois éléments principaux entrent dans le singulier état morbide présenté par H... la rigidité toute particulière de certaines portions du tégument, et un état quasi-scorbutique accusé par une anémie incontestable et par les taches de purpura, situées aux extrémités inférieures ; ajoutez à cela une maladie organique du cœur.

Le malade n'a aucun antécédent syphilitique. Il a jadis mangé en Savoie du pain de seigle, mais toujours en petite quantité ; il ne pense pas qu'il soit jamais entré de seigle avarié dans son alimentation. Il faisait habituellement usage de pain de froment. Du reste, lorsque les premiers symptômes se sont manifestés, il habitait depuis trois ans dans les parties centrales de la France, et ne mangeait que du pain blanc.

Lorsque M. Raynaud examina ce malade, il venait de publier sa thèse sur l'asphyxie locale, sur la gangrène symétrique des extrémités ; aussi fut-il beaucoup plus frappé de la teinte noirâtre asphyxique des mains que l'induration cutanée qu'il constatait cependant, et qu'il désignait en disant que les doigts et le dos de la main étaient le siége d'une sorte de sclérème avec épaississement de l'enveloppe cutanée.

En parlant de la nature de la sclérodermie, nous essayerons d'expliquer cette teinte bleuâtre et même noire des extrémités ; aussi allons-nous laisser ce phénomène complétement de côté dans ce moment, et chercher si ce malade peut être regardé comme rentrant dans la maladie qui fait le sujet de ce travail.

Dans ces antécédents, nous trouvons un homme de 30 ans qui a été pris à l'âge de **23** ans de fièvres intermittentes, ayant duré trois mois, et, depuis cette époque, il n'a pas pu se rétablir. Après plusieurs hivers, pendant lesquels il a ressenti de l'engourdissement des extrémités, sa peau a changé de couleur, elle est devenue plus foncée ; et, au moment de l'examen de M. Raynaud, il se trouve dans l'état suivant : coloration pigmentaire sur tout le corps, rigidité de la peau de la face, impossibilité de plisser la peau des doigts et du dos de la main qui ne peut être comparée qu'à *du carton.* — Les doigts sont fléchis et il ne peut les étendre, même lorsqu'il est aidé par une main étrangère. — De plus, on trouve sur les jambes et sur les pieds ces plaques rouges, disposées symétriquement, *ne disparaissant nullement sous la pres-(sion (sic)*, et qui sont le siége d'ulcérations, que

M. Raynaud regarde comme de l'eczéma ; mais, d'après ce que nous savons, il nous semble beaucoup plus naturel de penser que ces ulcérations sont analogues à celles que nous avons vu se former sur ces plaques rouges indurées.

M. Raynaud constatait, en outre, que la sensibilité de la peau était normale, mais que cependant, en touchant les doigts, on éprouvait la sensation d'un froid considérable ; nous rappellerons que dans plusieurs observations il a été noté un abaissement dans la température des membres.

En nous basant sur tous ces faits, nous nous croyons parfaitement en droit d'admettre chez ce malade un cas de sclérodermie, mais nous rappellerons que nous ne nous sommes nullement occupés de cette teinte noirâtre, changeant de couleur et sur laquelle on devait forcément porter l'attention, lorsqu'on sait toute la gravité des maladies de l'appareil circulatoire et surtout lorsque le médecin qui examinait le malade était M. Raynaud, dont le remarquable travail venait de donner la clef de l'asphyxie locale et de faire connaître la gangrène par altération nerveuse des vaisseaux capillaires.

Les trois observations que nous venons de rapporter montrent bien le genre de difficultés que peut présenter le diagnostic de la sclérodermie ; mais nous croyons qu'en ayant attiré l'attention sur des faits de cette nature, il sera facile de les reconnaître et de restreindre ainsi le cadre de ces faits rares, de ces curiosités pathologiques dédaignées par beaucoup de médecins.

Si tous les cas exceptionnels étaient commentés et analysés, comme l'observation de M. Mirault l'a été par M. Verneuil; si chaque médecin les classait dans sa mémoire, la science y gagnerait forcément; car, pour bien examiner un malade difficile, il faut avoir quelques points de repère, ou sans cela on s'égare sans avoir aucune chance d'arriver au but.

CHAPITRE VII.

NATURE.

Nous touchons presque à la fin de notre travail, mais nous ne nous dissimulons pas qu'il nous reste à étudier la partie la plus difficile et surtout la plus inconnue de la sclérodermie.

Forget, dans son désir d'être complet, n'a pas craint de donner une explication de cet état particulier de la peau, et se basant sur les travaux de Vogel, de Delpech, de Gerdy, il admit que ce travail d'induration et de rétraction était produit par l'inflammation chronique du derme.

Il s'appuyait sur ce que le tissu inodulaire, produit patent de l'inflammation, était dur et rétractile ; sur ce que dans un tissu hyperémié la fibrine exsudée, en se rétractant, formait un tissu fibreux semblable à celui des cicatrices, et que l'inflammation, surtout l'inflammation chronique, resserre les tissus, les condense, les raccourcit, les indure, et les rend rétractiles.

Rilliet supposait « que la lésion consistait dans une induration du derme et du pannicule graisseux, cette dernière résultant soit de la coagulation de la graisse qui se serait rapidement figée, comme cela arrive dans la maladie des nouveau-nés, décrite sous le nom d'*endurcissement du tissu adipeux;* soit peut-être dans un état de congestion de ce tissu avec épaississement des cloisons qui réparent les lobules. »

Thirial ne chercha aucune explication ; il vit dans ces faits une confirmation de son opinion avec le sclérème des enfants et rien de plus. Gillette formulait à peu près la même conclusion que Thirial, puisque « ces considérations, tout à fait incomplètes qu'elles sont, écrivait ce savant médecin, mais reposant sur des faits bien observés, suffisent cependant pour démontrer l'existence du sclérème simple non œdémateux ; » mais en reconnaissant qu'il s'éloigne complétement de l'œdème des nouveau-nés, il ne donnait aucune opinion sur cette divergence.

M. Gintrac, analysant, en 1859, les faits connus, concluait en disant : « Cette maladie consiste évidemment en une modification spéciale du derme, laquelle n'est ni une inflammation ni une altération profonde de la texture cutanée. »

Le D\ Hugo Fiedler, en faisant connaître son observation, l'intitulait : *Atrophie du tissu cellulaire et de la peau.* Ce titre seul suffit pour nous indiquer l'opinion que ce médecin portait sur la nature de cette maladie.

Mais toutes ces opinions ne reposaient que sur des hypothèses, et on espérait toujours qu'une autopsie viendrait éclairer la question et mettre en relief la nature de la maladie, mais jusqu'à présent les deux autopsies qui ont été faites par Fœrster et Auspitz ont peu avancé la question.

Pour Fœrster l'altération consiste dans un épaississement du chorion, qui est induré par suite d'un développement excessif de son tissu cellulaire ; quant au tissu cellulaire sous-cutané il subsiste encore, mais devenu compact par la formation de masses fibreuses qui ont remplacé les mailles du tissu cellulaire.

Pour Auspitz, l'induration est produite par l'hypertrophie conjonctive considérable, qui produisait une stase sanguine des vaisseaux du derme, et cette stase serait la cause de la coloration brune du tégument externe.

Il est facile de voir que ces autopsies n'ont nullement éclairé la question si obscure de la nature de la sclérodermie; car comment admettre que l'hypertrophie du tissu cellulaire sous-cutané puisse produire l'induration et la rétraction de la peau ?

Forget est le seul qui ait essayé une théorie pour expliquer cet état caractéristique du tégument externe ; nous avons dit plus haut qu'il attribuait ces phénomènes à l'inflammation; mais, s'il était impossible de douter que l'inflammation puisse être suivie de rétraction, il faudrait savoir si nous sommes dans les conditions voulues pour voir exécuter un travail semblable; nous ne le croyons pas. Avant que le derme soit en état de se rétracter, il aurait fallu qu'il fût assez enflammé, pour que la lymphe, produit de l'inflammation, se soit répandue entre ces mailles ; or, dans aucun cas, la peau n'a présenté de rougeur avec un léger œdème, de chaleur, de pulsations qui accompagnent toujours l'inflammation; de plus, il serait étonnant de n'avoir jamais vu ce travail phlegmasique arrivé à un assez haut degré d'acuité pour qu'il se soit terminé par la suppuration.

Ces considérations suffisent, nous croyons, pour faire éloigner l'idée d'un état franchement inflammatoire; mais on pourrait peut-être avoir affaire à une sorte d'état de subinflammation chronique, accompagnant quelquefois le vice rhumatismal. Mais d'après ce que nous avons vu, en parlant de l'étiologie, il est possible que, dans quelques cas, la sclérodermie soit sous l'influence de l'arthritisme; mais nous n'oserions pas admettre que, parce que notre malade est arthritique, l'altération cutanée dût être expliquée par cette subinflammation chronique, puisque chez des sujets non rhumatisants la peau a pu présenter une altération identique.

Nous nous croyons donc en droit de refuser à l'inflammation un rôle dans la production première de la sclérodermie, et il faut donc chercher ailleurs une raison pouvant nous expliquer la roideur, l'induration et la rétraction de la peau.

Il serait plus rationnel de passer en revue tout ce qui n'est pas la sclérodermie, pour arriver par élimination à dire ce qu'elle est; mais ce mode de diagnostic est impossible, car sauf l'inflammation, nous n'avons aucune hypothèse pouvant nous donner la clef d'une maladie semblable; aussi préférons-nous dire ce que nous pensons de la nature de la sclérodermie et sur quels motifs nous basons notre opinion.

Chez l'homme, la peau jouit de la propriété de pouvoir s'allonger et se raccourcir suivant les besoins des mouvements ; pour cela elle est composée de fibres lamineuses qui forment de véritables faisceaux, entre lesquels se trouvent les fibres élastiques ; mais il faut ajouter à ces fibres un autre élément qui se trouve en très-grande abondance et qui jouit de la propriété d'être contractile ; nous voulons parler des fibres-cellules.

Ces fibres-cellules, appelées successivement fibres du tissu musculaire organique, fibres lisses, fibres contractiles, sont des corps aplatis, fusiformes et à noyaux, qui forment de véritables petits muscles, dans l'intérieur du derme, puisque l'on a prouvé que le facies hippocratique ne tient qu'à leur contraction ; ces fibres-cellules entrent aussi dans la structure des artères et des veines, dont ils forment la couche musculaire beaucoup plus considérable dans les vaisseaux de petit calibre que dans ceux d'un calibre plus élevé.

Depuis les remarquables travaux de MM. Schiff et Cl. Bernard sur les nerfs vaso-moteurs, la science s'est enrichie de nombreux faits sur la circulation du sang dans les capillaires, et M. Marey a prouvé de la façon la plus nette la contractilité des fibres musculaires des capillaires, qui se trouve sous la dépendance du grand sympathique.

C'est en se basant sur ces découvertes que M. Raynaud a pu expliquer la syncope locale, l'asphyxie locale et la gangrène des extrémités. Pour ce médecin, tous ces phénomènes ne sont que des degrés divers d'un même fait physiologique, la contraction spasmodique des fibres musculaires des artères et des veines.

Les opinions émises dans le travail dont nous parlons sont actuellement admises sans conteste dans la science, aussi n'essayerons-nous même pas de donner une analyse des raisonnements sur lesquels M. Raynaud a basé son argumentation, car nous ne pourrions que nuire à ses pages, aussi remarquables par le style que par les idées.

Mais, si les fibres musculaires des canaux vasculaires, en se contractant, diminuent assez leur volume pour empêcher la circulation du sang, nous pouvons donc admettre que, dans le derme, ces fibres de même nature puissent se contracter pour produire une véritable rétraction.

Les fibres-cellules n'existent pas en même quantité dans toutes les régions du corps ; beaucoup plus nombreuses dans la peau de la face, elles en facilitent les mouvements rapides et contribuent à l'expression de la physionomie. Ainsi, au moment d'une émotion, le visage pâlit subitement, toute la figure est *contractée*, la peau paraît diminuer d'étendue, tant elle est appliquée avec le squelette de la face ; puis, après un temps plus ou moins variable, la réaction se produit, le visage devient rouge, presque tuméfié ; ces phénomènes trouvent leur explication toute naturelle, ainsi que l'a montré M. Cl. Bernard, dans la contraction des fibres musculaires de la peau et des vaisseaux capillaires.

Au moment de la mort, la physionomie prend cet aspect appelé *facies hippocratique*, et que nous avons dit avoir été expliqué par la contraction des muscles de la peau ; si nous voulons aller plus loin, nous verrons que cette contraction de la peau joue un certain rôle dans la ridigité cadavérique ; car, en examinant un cadavre en pleine roideur, on voit la peau appliquée, collée sur toutes les saillies osseuses qui deviennent très-apparentes, il n'est pas possible de la faire glisser ; mais, si fléchissant fortement l'articulation, on fait disparaître la roideur cadavérique, la peau redevient souple, les plis qui existaient pendant la vie reparaissent autour des surfaces articulaires.

Nous croyons donc que la peau joue un grand rôle dans ce dernier phénomène physiologique. Aussi est-ce en rappelant ces particularités que nous croyons pouvoir rapprocher la sclérodermie de la ridigité cadavérique de la peau.

Pour soutenir ce rapprochement, nous trouvons encore une raison dans les circonstances qui favorisent la formation de la rigidité cadavérique et dans celles qui prédisposent au développement de la sclérodermie.

Ainsi la ridigité cadavérique se montre très-rapidement sur les cadavres des sujets morts à la suite d'une maladie épuisant les forces ou dans un état cachectique, et nous rappellerons que nous avons surtout appelé l'attention sur l'état de faiblesse des malades, sur leur état presque cachectique. Il est vrai que, si la rigidité cadavérique apparaît plus vite chez les cadavres dont nous venons de parler que sur les cadavres des sujets surpris en bonne santé et enlevés rapidement par la mort, elle dure beaucoup moins longtemps; on pourrait donc s'étonner de voir la sclérodermie persister si longtemps; mais avec la mort, la force quelconque produisant ce phénomène disparaît, tandis que, chez l'homme vivant, elle peut, par sa présence, forcer la peau à rester dans cet état de contraction spasmodique.

Nous sommes d'autant plus disposé à admettre une cause nerveuse que, dans la majorité des cas, les malades sont des femmes, et qu'en outre nous avons cherché à prouver que la sclérodermie paraît s'expliquer par un refroidissement; or on sait que le contact du froid, en impressionnant le système nerveux, fait contracter les muscles.

L'élément nerveux que nous invoquons pour expliquer la rétraction du derme, pourra nous rendre compte des taches rouges que nous avons vues siéger sur les différentes parties du corps.

Ainsi les taches de la première espèce, qui ne changent pas de couleur à la pression du doigt, ne sont que des plaques de sclérodermie, dans lesquelles s'est effectuée une production de granulations pigmentaires qu'Auspitz a pu très-nettement constater au microscope. Mais ce travail de pigmentation, qui se fait si rapidement, peut dépendre, comme on le sait, d'une influence nerveuse.

Les taches de la seconde espèce ont tout à fait la même formation que les taches violacées de l'asphyxie locale ; au début du spasme nerveux, qui fait contracter le derme, le réseau capillaire de la peau entre aussi en contraction ; mais, si le spasme diminue d'intensité, des portions de capillaires pourront peut-être entrer dans une période de réaction ; et la circulation n'ayant pas encore repris son cours régulier, le sang pourra rester stationnaire et produire des taches plus ou moins rouges ou violettes, suivant qu'il n'y aura que du sang veineux ou mélangé.

La forme symétrique, que nous avons fait remarquer dans l'envahissement de la sclérodermie, nous semble encore motiver notre opinion sur sa nature nerveuse ; car, ainsi que l'ont montré les recherches physiologiques, l'axe nerveux n'étant pas seulement un moyen de communication entre les ramifications nerveuses et le cerveau, mais bien une réunion de petits foyers d'action, il se peut qu'une perturbation quelconque attaquant une des parties de la moelle, son effet se fasse sentir seulement sur un plan horizontal et produise cette disposition symétrique.

Nous croyons en outre que, pour expliquer la persistance de la sclérodermie, il faut admettre que, lorsque la contracture du derme a duré pendant un

certain temps, il se produit entre les fibres conden-
sées un travail agglutinatif qui l'empêche de revenir
à son état primitif et est la cause d'une véritable
altération matérielle de la peau.

Nous ne savons pas si les recherches futures
viendront confirmer l'opinion que nous venons de
soutenir, mais elle a du moins l'avantage de s'appuyer sur des faits physiologiques inçontestables
et sur des analogies pathologiques.

CHAPITRE VIII.

TRAITEMENT.

Lorsqu'on parcourt les observations de sclérodermie, l'inefficacité des remèdes vous affecte péniblement; la médecine des symptômes qui rend de si grands services dans quelques cas difficiles, devient ici une cause d'insuccès.

L'état particulier de la peau attire trop l'attention, aussi les médecins ont-ils dirigé presque toute leur thérapeutique vers cette induration cutanée, et n'ont-ils nullement cherché une cause générale, pouvant, par sa présence, expliquer la sclérodermie.

M. Trousseau cependant, dès sa première malade, avait admirablement posé les bases du traitement; il chercha à faire cesser l'aménorrhée en luttant contre la chlorose; puis, une fois la santé rétablie, attaquer l'état local de la peau, s'il n'avait pas disparu.

C'est en effet le véritable traitement à employer; il ne faut pas chercher à faire prendre des médicaments destinés à combattre l'induration et qui ne font qu'augmenter l'état délabré des malades, ou les épuiser par des transpirations répétées, ou par des essais de transpiration. Nous parlerons encore moins de l'application de sangsues, ce qui nous paraît le comble de l'erreur.

Nous croyons donc que la seule manière de soigner la sclérodermie consiste à lutter contre l'état général.

Si l'on a affaire à des femmes chlorotiques, nerveuses, employer le fer, le quinquina, les douches.

Si la sclérodermie se présente sur un sujet cachectique, il faudra rechercher quelle en est la cause, et si l'on doit plutôt l'attribuer au rhumatisme, à la scrofule, à une mauvaise hygiène ou à une maladie organique.

Nous n'entrerons pas dans plus de détails, car il est impossible de donner des indications précises, chaque médecin le fera très-facilement au lit du malade.

Dans un cas, M. Follin a été obligé d'inciser une bande de sclérodermie, et nous avons vu que M. Mirault, d'Angers, a fait quatre incisions profondes sur un des doigts de sa malade; ces habiles chirurgiens ont été forcés d'en arriver à ces moyens à cause de l'étranglement qui devenait trop considérable. D'après les résultats qu'ils ont obtenus, ce procédé n'a pas été mauvais, puisque, chez la malade de Mirault, le doigt qui a été scarifié est le seul qui ait pu échapper à la désarticulation, et que la malade de M. Follin a parfaitement guéri.

Paris. — A. PARENT, imprimeur de la Faculté de Médecine, rue Monsieur-le-Prince, 31.

NOUVELLES PUBLICATIONS

Chez P. ASSELIN, successeur de BÉCHET jeune et LABÉ

Place de l'École-de-Médecine, à Paris.

ET CHEZ TOUS LES LIBRAIRES DE FRANCE ET DE L'ÉTRANGER

TRAITÉ ÉLÉMENTAIRE DE PATHOLOGIE INTERNE

Par M. ED. MONNERET, professeur de pathologie interne à la Faculté de médecine de Paris, médecin de l'Hôtel-Dieu.

L'ouvrage se composera de 3 forts volumes grand in-8° et sera publié en 12 livraisons de 160 pages chacune qui paraîtront régulièrement de quatre mois en quatre mois.

Prix de chaque livraison : 3 fr., rendu *franco* dans toute la France et l'Algérie.

Les 4 premières livraisons formant le 1er volume ont paru.

TRAITÉ PRATIQUE D'AUSCULTATION

Exposé méthodique des diverses applications de ce mode d'examen à l'état physiologique et morbide de l'économie, suivi d'un *Précis de percussion*, par MM. BARTH et HENRI ROGER, professeurs agrégés à la Faculté de médecine de Paris, médecins des hôpitaux. — 6e édition, soigneusement revue. 1 vol. in-18 gr. raisin, cartonné à l'anglaise, 6 fr. 50 c. ;

CONFÉRENCES DE CLINIQUE MÉDICALE

Leçons faites à l'hôpital de la Pitié. 1er semestre de 1862 : Rétrécissement de l'œsophage ; Érysipèle ; Pneumo-Thorax ; Pneumonie ; Maladies des femmes en couches, par M. J. BÉHIER, professeur à la Faculté de médecine de Paris, médecin de l'hôpital de la Charité, recueillies par MM. MENJAUD et PROUST, et revues par M. BÉHIER. — 1 fort vol. in-8. Prix : 9 fr., rendu *franco* dans toute la France et l'Algérie.

ÉLÉMENTS D'ANATOMIE GÉNÉRALE

Description de tous les tissus ou systèmes organiques qui composent le corps humain, par M. P.-A. BÉCLARD (d'Angers), ancien professeur à la Faculté de médecine de Paris. — 4e édition, augmentée d'un *Précis d'Histologie*, de nombreuses additions et de figures intercalées dans le texte par M. Jules BÉCLARD, membre de l'Académie impériale de médecine, professeur agrégé à la Faculté de médecine de Paris. — 1 fort vol. in-8. Prix : 10 fr. rendu *franco* dans toute la France et l'Algérie.

NOTICES SUR LA CHIRURGIE DES ENFANTS

Par M. P. GUERSANT, chirurgien honoraire de l'hôpital des Enfants malades, membre honoraire de de la Société de Chirurgie. — Trois fascicules ont paru, ils contiennent :

PREMIER : Médecine opératoire. — Adénites cervicales. — Phimosis. — Fractures. — Trachéotomie dans le croup.

DEUXIÈME : De l'Hypertrophie des amygdales. — Des Polypes du rectum. — Tumeurs et taches vasculaires des os et Nœvi-Materni. — Des Kystes et des tumeurs enkystées. — Des calculs vésicaux, de la taille et de la lithotritie. — De l'Hydrocèle. — De la chute du rectum. In-8.

TROISIÈME : Des Arthrites chroniques et de leur traitement. — Quelques réflexions sur les brûlures. — Traitement du Bec de lièvre. — De la Coxalgie et de son traitement.

Prix de chaque fascicule : 1 fr.

A. PARENT, imprimeur de la Faculté de Médecine, rue Monsieur-le-Prince, 31

www.ingramcontent.com/pod-product-compliance
Ingram Content Group UK Ltd.
Pitfield, Milton Keynes, MK11 3LW, UK
UKHW021110220726
13924UKWH00004B/1617